張繼禹 編撰

道藏養生

玉溪道人

華夏出版社

華夏出版社

白雲道人

道藏養生

張繼禹 編撰

第七編　形體養生

【提要】道教的形體養生主要包括導引、按摩和武術等形體運動。導引，通過肢體運動鍛煉，以達到疏通經絡、調理氣血的效果，即所謂『導氣令和』，『引體令柔』。按摩，即按壓揉摩人體的經絡穴位，以舒經活絡，消除疲乏，或開鬱解滯，防病袪疾。武術，即是成套路或程式化的肢體運動方式，有健體防衛之功。道教的形體養生功法繁多，尤其在導引養生法中，有許多堪稱經典的方法，經過歷代養生家的實踐改造，代代傳承，至今仍是人們健體强身的重要方法。

一　導引

（一）導引總論

吹呴呼吸，吐故納新，熊經鳥申，爲壽而已矣；此導引之士，養形之人，彭祖壽考者之所好也。

《莊子》

流水不腐，户樞不螻，動也。形氣亦然。形不動則精不流，精不流則氣鬱。鬱處頭則爲腫爲風，處耳則爲挶爲聾，處目則爲䁾爲盲，處鼻則爲鼽爲窒，處腹則爲張爲疛，處足則爲痿爲蹶。

昔陶唐氏之始，陰多滯伏而湛積，水道壅塞，不行其原，民氣鬱閼而滯着，筋骨瑟縮不達，故作爲舞以宣導之。

《呂氏春秋》

理血氣而調諸逆順，察陰陽而兼諸方，緩節柔筋而心和調者，可使導引行氣。

《靈樞經》

中央者，其地平以濕，天地所以生萬物也衆，其民食雜而不勞，故其病多痿厥寒熱，其治宜導引按蹻。故導引按蹻者，亦從中央出也。

《黄帝内經素問》

養生之盡理者，既將服神藥，又行氣不懈，朝夕導引，以宣動榮衛，使無輟閡，加之以房中之術，節量飲食，不犯風濕，不患所不能，如此可以不病。

《抱朴子》

夫肢體關節，本資於動用。經脉榮衛，在於宣通。今既閑居，乃無運役事，須導引以致和暢。户樞不蠹，其義信然。

人之血氣精神者，所以養生而周其性命也。脉經者，所以行血氣也。故榮氣者，所以通津血、益筋骨、利關隔也；衛氣者，所以温肌肉、充皮膚、肥腠理、司開闔也。又浮氣之修於經者，爲衛氣；其精氣之行於經者，爲榮氣。陰陽相隨，内外相貫，如環之無端也。又頭者，精明之府；背者，胸之府；腰者，腎之府；膝者，筋之府；髓者，骨之府。而又諸骨皆屬於目，

諸髓皆屬於腦，諸筋皆屬於節，諸血皆屬於心，諸氣皆屬於肺，此四肢八環之朝夕也。是知五勞之損，動静所久。

五禽之導，摇動其關，然人之形體，上下相承，氣之源流，升降有叙。嘗見諸導引文，多無次第。今所法者，實有宗旨。其五體平和者，依常數爲之；若一處有所偏疾者，則於其處加數用力行之。

（《修真精義雜論》）

夫導引不在於立名，象物粉繪，表影着圖，但無名狀也。或伸屈，或俯仰，或行卧，或倚立，或躑躅，或徐步，或吟，或息，皆導引也。不必每晨爲之，但覺身有不理則行之。皆當閉氣節其氣，衝以通也。亦不待立息數，待氣似極則先以鼻少引入，然後口吐出也。緣氣閉既久則衝喉，若不更引，而便以口吐，則氣一一粗而傷肺矣。如此，但疾愈則已，不可使身汗，有汗則受風，以摇動故也。凡人導引，骨節有聲，如大引則聲大，小引則聲小，則筋緩氣通也。夫導引療未患之疾，通不和之氣，動之則百關氣暢，閉之則三宫血凝，實養生之大律，祛疾之玄術矣。

（《抱朴子》）

道以爲流水不腐，户樞不蠹，以其勞動故也。若夫絶坑停水，則穢臭滋積；委木在野，則蟲蝎滋生。真人遠取之於物，近取之於身，故上天行健而無窮，七曜運動而能久。小人習勞而湛若，君子优游而易傷。馬不行而脚直，車不駕而自朽。導引之道，務於詳和，俛俯安

徐，屈伸有節。導引秘經，千有餘條。或以逆却未生之衆病，或以攻治已結之篤疾，行之有效，非空言也。今以易見之事：若令食而即卧，或有不消之疾，其劇者發寒熱癥堅矣。飽滿之後，以之行步，小小作務，役摇肢體，及令人按摩，然後以卧。即無斯患。古語有三疾之言，暮食太飽居其一焉。暮食即飽，便以寢息，希不生疾，故無壽也。諸風痿疾鮮不在卧中得之，卧則百節不動，故受邪氣。此皆病原可見。近魏華佗以五禽之戲教樊阿，以代導引，食畢行之，汗出而已，消穀除病，阿行之，壽百餘歲。但不知餘術，故不得大延年。一則以調營衛，二則以消穀水，三則排却風邪，四則以長進血氣。故老君曰：天地人間，其猶橐籥乎？虚而不屈，動而愈出。言人導引摇動，而人之精神益盛也。導引於外，而病愈於内，亦如針艾攻其榮俞之源，而衆患自除於流末也。

（《古仙導引按摩法》）

（二）導引法勢

赤松子導引法

赤松子者，神農時雨師也。能隨風上下，至高辛氏時猶存。

常以朝起，布席東向，先以兩手叉頭上，挽頭至地，五噏五息，止脹氣。

次以卧，右手掩腦，左肘肘地，極，復以左手掩腦，右肘肘地，極，五息止，引筋骨。

次以兩手據右膝，上至腰，睡極起頭，五息止，引腰。

次以左手據腰，左膝右手極上引，以復，右手據腰，右膝左手極上引，皆五息止，引心

腹。

次以左手據腰，右手極上引，以復，右手據腰，左手極上引，五息止，引腹中。

次以叉手胸脅前，左右搖頭不息，自極止，引面耳，邪氣不復得入。

次以兩手叉腰下，左右自搖，自極止，通血脉。

次以兩手相叉，極左右，引肩中。

次以兩手相叉，反於頭上，左右自調，引肺肝中。

次以兩手叉胸前，左右極引，除皮膚中煩氣。

次以兩手叉左右，舉肩引皮膚，立左右，搖兩脛引，除脚氣。

右赤松子導引法，除百病，延年益壽，此自當日日習行之，久久有益。

寧先生導引法

寧先生者，黄帝時人。爲陶正，能積火自燒而隨煙上下，衣常不灼。常以子後午前，解髮東向，握固不息一通，舉手左右導引，手掩兩耳，令髮黑不白。卧引爲三，以手指掐項邊脉三通，令人目明。東向坐，不息再通。以兩手中指點口中，唾之二七，相摩拭目，令人目明。東向坐，不息三通，以手捻鼻兩孔，治鼻宿息肉愈。東向坐，不息四通，啄齒無通數，伏前側卧，不息六通，愈耳聾目眩。還卧，不息七通，愈胸中痛咳。抱兩膝自企於地，不息八通，愈胸以上至頭頸耳目咽鼻邪熱。去枕握固不息，自企於地，不息九通，東首令人氣上下通。微鼻納氣，愈羸，不能從陰陽法，大陰勿行之。

蝦蟆行氣法：正坐，自動搖兩臂，不息十二通，愈勞大佳。左右側卧，不息十二通，治痰飲不消。右有飲病，右側卧；左有飲病，左側卧。有不消氣排之。日初出、日中、日入，此三時向日正立，不息九通，仰頭吸日精光，九嚥之，益精百倍。

入火，垂兩臂，不息即不傷火。法：向南方蹲踞，以兩手從屈膝中入，掌足五指令内曲，利腰尻完，治淋遺溺愈。箕踞交兩脚，手内並脚中，又叉兩手，極引之，愈寤寐精氣不泄。兩手交叉頤下，自極，利肺氣，治暴氣咳。舉兩脚夾兩頰邊，兩手據地，服療宿壅。舉右手，展左手，坐，右脚上掩左脚，愈尻完痛。舉手交頸上相握自極，治脅下痛，舒左手，右手在下握左手拇指自極，舒右手，左手在下握右手拇指自極，皆治骨節酸疼。掩兩脚，兩手指著足五指上，愈腰折不能俯仰，若血久瘀，爲之即愈。竪足五指，愈腰脊痛不能反顧視者。以右手從頭上來下，又挽下手，愈頸不能反顧視。坐地，掩左手，以右手指肩挽之，愈傾側膝腰及小便不通。東向坐，向日，左手揖月，舉身望北斗，心服月氣，始得衆惡不入，理頭仰苦難。牽右手反折，各左右自極張弓，兼補五臟不足氣，則至抱兩膝著胸，自極，此常令丹田氣還補腦。坐地，直兩脚，以手捻脚脛，以頭至地，調脊諸椎，利髮根令長美。坐地，交叉兩脚，以兩手從曲脚中入，低頭，叉項上，治久寒不能自温。耳不聞勿正，倍聲不息。行氣從頭至足心，愈疽痂、大風偏枯諸痹。極力右振兩臂，不息九通，愈臂痛勞倦，風氣不隨。

龜鱉行氣法：以衣覆口鼻，不息九通，正卧，微鼻出内氣，愈鼻塞不通。東向坐，仰頭不息五通，以舌撩口中沫，滿二七，嚥，愈口乾舌苦。

雁行氣法：低頭倚臂，不息十二通，以意排留，飲宿食從下部出，自愈。

龍行氣法：低頭下視，不息十二通，愈風疥惡瘡，熱不能入嚥。可候病者以向陽，明以達卧，以手摩腹至足，以手持引足，低臂十二，不息十二通，愈脚足温痹不任行、腰脊痛。以兩手著項相叉，治毒不愈，腹中大氣即吐之。月初出、月中，月入時，向月正立，不息八通，仰頭吸月光精，八嚥之，令陰氣長，婦人吸之，陰精益盛，子道通。

入水舉兩手臂不息不没法：向北方箕踞，以手挽足五指，愈伏兔痿尻筋急。箕踞，以兩手從曲脚入，據地曲脚，加其手，舉尻，其可用行氣愈淋瀝乳痛。舉脚交叉項，以兩手據地，舉尻持，任息極，交脚項上，愈腹中愁滿，去三蟲，利五臟，快神氣。蹲踞，以兩手舉足，蹲極横，治氣衝腫痛，寒疾入上下，致腎氣。蹲踞，以兩手舉足五指，低頭自極，則五臟氣總至，治耳不聞，目不明，久爲之，則令人髮白復黑。正偃卧，捲手，兩即握不息，順脚跟，據牀，治陰結，筋脉麻痿累。以兩手還踞，著腋下，治胸中滿眩，手枯。反兩手據膝上，仰頭，像鱉取氣，致大黄元氣至丹田，令腰脊不知痛，手大拇指急捻鼻孔，不息，即氣上行致泥丸腦中，令陰陽從數至不倦。以左手急捉髮，右手還項中，所謂血脉氣各流其根，閉巨陽之氣，使陰不溢，信明皆利陰陽之道也。正坐，以兩手交背後，名曰帶縛，愈不能大便，利腹，愈虚羸。坐地，以兩手交叉其下，愈陰滿。以兩手捉繩，轆轤倒懸，令脚反在其上見，愈頭眩風癲。以兩手牽，反著背上，挽繩自懸，愈中不專精，食不得下。以一手上牽繩，下手自持脚，愈尻久痔及有腫。坐地直舒兩脚，以兩手叉，挽兩足自極，愈腸不能受食，吐逆。

寧先生曰：夫欲導引行氣，以除百病，令年不老者，常心念有一還丹，以還丹田。夫生人者丹，救人者還，全則延年，去則衰朽。所以導引者，令人肢體骨節中諸邪氣皆去，正氣存處。有能精誠勤習、履行，動作言語之間，晝夜行之，則骨節堅强，以愈百病。若卒得中風病，宿固瘕瘕不隨，耳聾不聞，頭癲疾，咳逆上氣，腰脊苦痛，皆可按圖視像，隨疾所在，行氣導引，以意排除去之。行氣者，則可補於裏，導引者，則可治於四肢。自然之道，但能勤行，與天地相保。

彭祖導引法

彭祖谷仙卧引法：彭祖者，殷大夫。歷夏至商，號年七百，常食桂得道。

居常解衣被卧，伸腰，填小腹，五息止，引腎去消渴利陰陽。又云：申左脚，屈右膝，内壓之，五息止，引脾去心腹寒熱，胸臆邪脹。挽兩足指，五息止，引腹中，去疝瘕，利九竅。仰兩足指，五息止，引腰脊痹偏枯，令人耳聲。兩足内相向，五息止，引心肺，去咳逆上氣。踵内相向，五息止，短股，除五絡之氣，利腸胃，去邪氣。掩左脛，屈右膝，内壓之，五息止，引肺去風虚，令人明目。張脛兩足指號，五息止，令人不轉筋。兩手牽膝置心上，五息止，愈腰痛，外轉兩足十通，内轉兩足十通，止復諸勞。

右彭祖谷仙卧引，除百病，延年益壽要術。

凡十節，五十息，五五二百五十息。欲導引，常夜半至鷄鳴，平旦爲之，禁飽食沐浴。

王子喬八神導引法

王子喬八神導引法，延年益壽除百病。法曰：枕當高四寸，足相去各五寸，手去身各三寸，解衣被髮，正偃卧，勿有所念，定意，乃以鼻徐納氣，以口出之，各致其藏所，竟而復始。欲休，先極之而止，勿强長息，久習，乃自長矣。氣之往來，勿令耳聞鼻知，微而專之，長遂推之，伏兔股胻，以省爲貴。若存若亡，爲之百遍，動腹鳴氯，有外聲足則得成功。成功之士，何疾而已？喉嚨如白銀鈈，一十二重繫膺，下去得肺，其色白澤，前兩葉高，後兩葉卑，心繫其下，上大下鋭，率率赤如蓮花未開，倒懸著肺也。肝繫其下，色正青，如鳧翁頭也。六葉抱胃，前兩葉高，後四葉卑，膽繫其下，如緑綈囊，脾在中央，亦抱正黄如金鑠鑠然也。腎如兩伏鼠，夾脊直臍肘而居，欲得其居高也。其色正黑，肥肪絡之，白黑昭然，胃如素囊，念其屈折右曲，無污穢之患。肝藏魂，肺藏魄，心藏神，脾藏意，腎藏精，此名曰神舍。神舍修則百脉調，邪病無所居矣。小腸者，長九尺，法九州也。一云九土小腸者，長二丈四尺。諸欲導引，虚者閉目，實者開目，以所若行氣不用，第七息止。徐徐往來，度二百步所，却坐，小嘸氣五六，不瘥，復如法引，以愈爲效。諸有所苦，正偃卧，被髮如法，徐以口納氣填腹，自極，息慾絶，徐以鼻出氣，數十，所虚者補之，實者瀉之，閉口温氣嘸之，三十所，腹中轉鳴，乃止，往來二百步，不愈，復爲之。病在喉中、胸中者，枕高七寸，病在心下者，枕高四寸，病在臍下者，去枕。以口納氣，鼻出氣者，名曰補，閉口温氣嘸之者，名曰瀉。

閉氣治諸病法：欲引頭病者，仰頭，欲引腰脚病者，仰足十指，欲胸中病者，挽足十指。引臂病者，掩臂。欲去腹中寒熱諸不快，若中寒身熱，皆閉氣張腹，欲息者，徐以鼻息，已，復爲，至愈乃止。

一、平坐，生腰脚兩臂，覆手據地，口徐納氣，以鼻吐之，除胸中肺中痛，嘸氣令温，閉目也。

二、端坐生腰，以鼻納氣，閉之，自前後擔頭各三十，除頭虚空耗，轉地閉目摇之。

三、端坐生腰，以左脅側卧，以口納氣，以鼻吐之，除積聚心下不快。

四、端坐生腰，徐以鼻納氣，以右手持鼻，除目晦淚苦出，去鼻中息肉，耳聾亦然，除傷寒、頭寒、頭痛洸洸，皆當以汗出爲度。

五、正偃卧，以口徐納氣，以鼻出之，除裏急，飽食後小嘸，嘸氣數十，令温。寒者，使人乾嘔腹痛，從口納氣七十所，大填腹。

六、右脅側卧，以鼻納氣，以口小嘸氣數十，兩手相摩熱，以摩腹，令其氣下出之，除脅皮膚痛，七息止。

七、端坐生腰，直上，展兩臂，仰兩手掌，以鼻納氣，閉之自極七，中痛息，名曰蜀王臺，除脅下積聚。

八、覆卧去枕，立兩足，以鼻納氣四四所，復以鼻出之極，令微氣入鼻中，勿令鼻如，除身中熱背痛。

九、端坐生腰，舉左手，仰其掌，却右手，除兩臂皆痛結氣也。

十、端坐，兩手相叉抱膝，閉氣鼓腹二七或三七，氣滿即吐，即氣皆通暢，行之十年，老有少容。

十一、端坐生腰，左右傾，閉目，以鼻納氣，除頭風，自極，七息止。

十二、若腹中滿，食飲苦飽，坐，生腰，以口納氣數十，以便爲故，不便復爲之，有寒氣，腹中不安，亦行之。

十三、端坐，使兩手如張弓滿射，可治四肢煩悶，背急，每日或時爲之。

十四、端坐生腰，舉右手，仰掌，以左手承左脅，以鼻納氣，自極，七息，除胃寒食不變則愈。

十五、端坐生腰，舉左手，仰掌，以右手承右脅，以鼻納氣，自極，七息，除瘀血結氣。

十六、兩手却據，仰頭，自以口納氣，因而嚥之，數十，除熱身、中傷、死肌。

十七、正偃卧，端展足臂，以鼻納氣，自極，七息，搖足三十而止，除胸足中寒，周身痹厥逆。

十八、偃卧屈膝，令兩膝頭内向相對，手翻兩足，生腰，以口納氣，厥逆填腹，自極，七息，除痹疼熱痛，兩脚不隨。

十九、覺身體昏沉不通暢，即導引，兩手抱頭，宛轉上下，名爲開脅。

二十、踞伸右脚，兩手抱左膝頭，生腰，以鼻納氣，自極七息，除難屈伸拜起、腦中痛、瘀痹。

二十一、踞伸左足，兩手抱右膝，生腰以鼻納氣，自極七息，展左足著外，除難屈伸拜起，腦中疼，一本除風目晦耳聾。

二十二、正偃卧，直兩足，兩手捻胞所在，令赤如油囊裹丹，除陰下濕，小便難頹，小腹重不便。腹中熱，但口納氣，鼻出之，數十，不須小嚥氣，即腹中不熱者，七息已温氣，嚥之十所。

二十三、踞，兩手抱兩膝頭，以鼻納氣，自極七息，除腰痹背痛。

二十四、覆卧，傍視兩踵，生腰，以鼻納氣，自極七息，除脚中弦痛、轉筋、脚酸疼。

二十五、偃卧，展兩手外，踵指相向，亦鼻納氣，自極七息，除兩膝寒脛骨疼。

二十六、偃卧，展兩脚兩手，兩踵相向，亦鼻納氣，自極七息，除死肌不仰、足脛寒。

二十七、偃卧，展兩手兩脚，左傍兩足踵，以鼻納氣，自極七息，除胃中食苦嘔。

二十八、踞，生腰，以兩手引兩踵，以鼻納氣，自極七息，布兩膝頭，除痹嘔也。

二十九、偃卧，展兩手兩脚，仰足指，以鼻納氣，自極七息，除腹中弦急切痛。

三十、偃卧，左足踵拘右足拇指，以鼻納氣，自極七息，除厥逆疾。人脚錯踵，不拘拇指，依文用之。

三十一、偃卧，以右足踵拘左足拇指，以鼻納氣，自極七息，除周身痹。

三十二、病在左端，坐，生腰，左視目，以口徐納氣而嚥之數十一所，閉目目上入。

三十三、病在心下若積聚，端坐，生腰，仰向日，仰頭，徐以口納氣，因而嚥之，三十所而

止，開目。

三十四、病在右端，坐，生腰，右視目，以口徐納氣而噓之數十所，開目。

太清噓氣導引法

夫人皆禀天地元氣而活之，每噓吐納則内氣與外氣相應，自氣海中隨吐而上，直至喉中，但候吐極際，則輟口連鼓而噓之，郁然有聲汩汩，然後左邊而下，至經二十四節，如水歷坎，聞之分明也。女人則從右邊而下，如此則内氣相固，皎然別也。以意送之，手摩之，令速入氣海，氣海在臍下三寸是也，亦謂下丹田。初服氣人，上焦未通，以此摩而助之，務令速下，若氣已流通，不摩而自下，一閉口而連噓，止二噓，號雲行。一濕噓取口中津液相和噓之，謂之雨施。服氣入内，氣未流行，每一噓則施之，不可遽行至連噓也，三年行之，乃以功成也。

導引，服，正住倚壁，不息，行氣從頭至足止，愈疽痂、大風偏枯諸瘦。或曰行氣從足起，令上氣至頭止。

導引服氣，先偃卧，閉口鼓腮腹，令氣滿口，噓，噓時作意感，向後日夕爲之，妙也。

導引，服，踞地壁角中，兩手抱膝，低頭，不息九通，愈頸痛腰脚。一曰治勞，他同。

導引，服，左右伸兩臂，不息九通，愈臂痛勞風，氣不隨，塞閉。

導引，服，正坐，仰天呼出酒食醉飽之氣，即飢醒，宜夏月行之，令人温涼不燥。

導引，服，正坐，張鼻服氣，排至臍下，小口微排，不息，以除結，宜夏月喜熱。

導引，服，小低頭，微息，但抱手左右，不息十二通，消食，令人輕身，益精神，配氣不得入，或導引服瀉行氣，皆低頭抱踞，以繩自縛，低頭不息十通，消食輕身。

導引，常以兩手如拓千斤之石，左右互相爲之，終身無疾。

導引，兩手據地，縮身曲脊，向上三舉之，此勢每日爲之，補益延年，當爲之時，勿當風，仍須閉氣，每一服了，吐氣莫令耳聞。若勞倦，以呬吐之，臟中病若冷，則吹氣若熱，呼氣出之矣。

導引，服蛇行，閉氣偃卧，正直復起踞，隨王相所在，向之不息，少食通暢，服氣爲粮，以唾爲漿，春出冬藏，華池玉漿，甜如粭子，勉行之，勿生疑。一本春生夏養，冬合内藏，閉目前光，他同。

導引，思氣者，呵屬心，心主舌，口乾澀氣不通，及諸邪氣，呵以治之。如大熱，大開口，小熱小開口，亦須作意量宜治之，過度則必損。

導引，思氣者，呼屬脾，脾主中宫土，如氣微熱，腹肚脹滿，氣悶不泄，以呼治之。

導引，思氣者，噓屬肝，肝主目，目温赤，噓以治之。

導引，思氣者，吹屬腎，腎主耳，腰膝冷，陽道衰，吹以治之。

導引，思氣者，呬屬肺，肺主鼻，有寒熱不和，呬以治之。呵、呬、呼、噓、吹、嘻，是五臟各主一氣，及勞極，依理之，立痊。

導引之法，卧牀當令高，無令地氣上衝，鬼氣有干。

導引之法，無令躁暴者，一身之賊。

導引之法，無令向北，反神，有犯，每事不言，亥子日不向北唾，滅損年命。

導引，服，思司命，兩人更回，左右旋，思，常見。

導引，服，思神光黄，且明月在已邊，晝夜常見。

導引，服，思五臟形氣色串，周流身匝。

導引，服，思五臟色神在所處，自此以下，人形皆五。

導引，服，思五臟化爲龍魚。

導引，服，思精臍中，腎氣正赤白，從背上頭下迎身，名曰還精。

導引，服，思心爲火如斗，辟惡氣。

導引，服，思飛，分身飛行，常念有人若已在前後，久可得與語，南北在所問。

右抄集《甯先生導引圖異同事》、《道林導引要旨》。

低頭，以兩手抱兩足，不息十二通，主消穀，令人身輕，益精氣，諸邪惡百病不得入。

踞坐，合兩膝，張兩足，不息五通，治鼻口熱瘡及五痔。

累膝坐，以兩手據兩膝上，伸腰極，起頭引之，不息三通，治膚。

交趺坐，叉兩手著頭上，挽頭結下著地，不息五通，令人氣力自益。

長跪坐，曲手以抱兩乳下，左右膝摇不息，令人延年益壽，住年不老。以兩手抱兩膝著胸前，不息三通，治腰痛臂疝及背脅中疼痛。大箕坐，以兩手捉兩足五指，自極低頭至地，不息十二通，治頸項腰背痛，又令人耳目聰明。交趺坐，以兩手交叉著頭下，自極，不息六通，治腰痛不能反顧。仰頭以手摩腹，以手持足距塵，不息十二通，治膝痹不任行步及腰背痛，伸兩脚以兩手指著足指上，治腰痛如折及欬血、瘀血。屈兩脚，坐卧住足五指，治腰背痛。卧以手摩腹至足，以手持引之不息十二通，治脚痹濕及腰背痛。左手急引髮，右手急掐項中，利陰陽之勢。

正坐，以兩手交背後，治虛羸大小便。

以一手攀上懸繩，一手自持脚，治痔及腫。

伏蹲踞，以兩手抱兩膝，低頭不息九通，治頸痛勞極，腰痛百節蹉錯。

正坐，仰天呼出飲食醉飽之氣，立消也，夏天爲之，令人自然凉，不熱。

以兩手大指捻鼻孔，不息，令人陰陽不倦，外轉兩足十過，内轉兩足十過，補虛損益氣。

赤松子坐引之道，能常爲之，令人耳目聰明，延年益壽，百病不生，其先長跪，兩手向前，各分開，以指外向。

次復長跪，兩手夾叉腰左右。

次復長跪，以右手反腰，左手高頭而止。

次復長跪，以右手伸後去，左手叉腰前。

次復緩形長跪，左右手更伸向前，更屈，從後叉腰。

次復長跪，高舉兩手。

（《太清導引養生經》）

平旦導引法

《導引經》云：清旦未起，先啄齒二七，閉目握固，漱滿唾，三嚥氣，尋閉不息自極，極乃徐徐出氣，滿三止；便起，狼踞到顧，左右自搖，亦不息自極，復三；便起下牀，握固不息，頓踵三還，上一手，下一手，亦不息自極三。又叉手項上，左右自了捩，不息復三；又伸兩足及叉手前却，自極復三。皆當朝暮爲之，能數尤善。

平旦以兩手掌相摩令熱，熨眼三過；次又以指搔目四眦，令人目明。

按經文，拘魂門，制魄户，名曰握固，與魂魄安門户也。此固精明目留年還白之法，若能終日握之，邪氣百毒不得入。握固法：屈大拇指於四小指下，把之。積習不止，眼中亦不復開。一説云：令人不遭魔魅。

《内解》云：一曰精，二曰唾，三曰泪，四曰涕，五曰汗，六曰溺，皆所以損人也。但爲損者，有輕重耳。人能終日不涕唾，隨有漱滿嚥之。若恒含棗核嚥之，令人愛氣生津液，此大要也。謂取津液，非嚥核也。

常每旦啄齒三十六通，能至三百彌佳，令人齒堅不痛。次則以舌攪漱口中津液，滿口嚥之，三過止。次摩指少陽令熱，以熨目，滿二七止，令人目明。

每旦初起，以兩手叉兩耳極上下，熱挼之二七止，令人耳不聾。次又啄齒漱玉泉三嚥，縮鼻閉氣，右手從頭上引左耳二七，復以左手從頭上引右耳二七止，令人延年不聾。次又引兩鬢髮舉之一七，則總取髮，兩手向上，極勢抬上一七，令人血氣通，頭不白。

又法，摩手令熱，以摩面從上至下，去邪氣，令人面上有光彩。

又法，摩手令熱，雷摩身體，從上至下，名曰乾浴。令人勝風寒、時氣熱、頭痛，百病皆除。

夜欲卧時，常以兩手揩摩身體，名曰乾浴，辟風邪。峻坐，以左手托頭，仰右手，向頭上盡勢托，以身并手振動三，右手托頭，振動亦三，除人睡悶。

平旦日未出前，面向南峻坐，兩手托　，盡勢振動三，令人面有光澤。

平旦起，未梳洗前，峻坐，以左手握右手於左　上，前却盡勢挼左　三。又以右手握左手於右　上，前却挼右　亦三。次又叉兩手向前，盡勢推三，次叉兩手向胸前，以兩肘向前，盡勢三次，直引左臂，拳曲右臂，如挽一斛五斗弓勢，盡力爲之，右手挽弓勢亦然。次以右手托地，左手仰托天盡勢，右亦如然。次拳兩手向前築，各三七。次拳左手盡勢向背上，握指三，右手亦如之。療背膊臂肘勞氣，數爲之彌佳。

平旦便轉訖，以一長柱杖策腋，垂左脚於牀前，徐峻，盡勢掣左脚五七，右亦如之。療脚氣，疼悶，腰腎間冷氣，冷痹及膝冷脚冷，並主之。日夕三掣彌佳。勿大飽及忍小便。掣如無杖，但遺所掣脚不著地，手扶一物亦得。

五禽戲法

譙國華佗，善養生，弟子廣陵吴普、彭城樊阿，受術於佗。佗語普曰：人體欲得勞動，但

不當使極耳。人身常摇動，則穀氣消，血脉流通，病不生，譬猶户樞不朽是也。古之仙者及漢時有道士君倩，爲導引之術，作熊經鵄顧，引挽腰體，動諸關節，以求難老也。吾有一術，名曰五禽戲：一曰虎，二曰鹿，三曰熊，四曰猿，五曰鳥，亦以除疾，兼利手足，以常導引。體中不快，因起作一禽之戲，遣微汗出即止，以粉塗身，即身體輕便，腹中思食。吴普行之，年九十餘歲，耳目聰明，牙齒堅完，吃食如少壯也。

虎戲者，四肢距地，前三躑，却二躑，長引腰，側脚，仰天，即返距行，前却，各七過也。

鹿戲者，四肢距地，引項反顧，左三右二，伸左右脚，伸縮亦三亦二也。

熊戲者，正仰，以兩手抱膝下，舉頭，左擗地七，右亦七，蹲地，以手左右托地。

猿戲者，攀物自懸，伸縮身體，上下一七，以脚拘物自懸，左右七，手鈎却立，按頭各七。

鳥戲者，雙立手，翹一足，伸兩臂，揚眉，用力各二七，坐伸脚，手挽足趾各七，縮伸二臂各七也。

夫五禽戲法，任力爲之，以汗出爲度。有汗，以粉塗身。消穀氣，益氣力，除百病，能存行之者，必得延年。

又有法：安坐，未食前，自按摩。以兩手相叉，伸臂股，導引諸脉，勝如湯藥。正坐，仰天呼出，欲食，醉飽之氣立銷。夏天爲之，令人凉，不熱。

（《養性延命録》）

六

司馬承禎導引法

凡導引，當以丑後卯前天氣清和時爲之。先解髮，散梳四際，上達頂，三百六十五過，散髮於後，或寬作髻亦得。燒香，面向東，平坐握固，閉目思神，叩齒三百六十五過，乃縱體平氣，依次爲之。先閉氣，以兩手五指交叉，反掌向前，極引臂，拒托之良久，即舉手，反掌向上極臂，即低左手，力舉右肘，令左肘臂按著後項，左手向下力牽之，仍亞向左，開右腋努脅爲之，低右舉左亦如之，即低手鈎項，舉兩肘，偃胸，仰頭向後，令頭與手前後競力爲之，即低手鈎項，擺肘捩身，向左向右，即放手兩膝上，微吐氣通息，又從初爲之三度。次覆伸左手，仰掌竪指，屈右手，舉肘仰掌竪指，開臂胸膊如挽弓之勢，仍回頭向左，使頭項、胸臆、臂肘等，用力爲之，左右各三度。

次兩手作拳，拿臂向前築，即努肘向後，蹙急做勢，用力爲之，前後各三度。

次以左手拳向左之後力擺臂三，又向下擺臂三，右如之。次交兩臂於胸前，各以手指攀兩肩，仰頭偃胸，努腹腰爲之，即低頭曲腰，聳肩，兩手向下，用力攀之，一仰一低，各三度。

次屈兩手腕安腋下，促兩肘向前，低頭努背爲之，即仰頭努胸臆，促兩肘，向後爲之，前後各三度。

次帖膝坐，以兩手托腰向前，偃身向後，競力爲之。仍摇動其身，即平坐縱緩，又爲之三度。次交脛平坐，左手托左邊，牀稍近身，後腕向外指裏，以右手攀左膝，回頭向左仰視，其後努左右臂膊，用力爲之，左右各三度。

次豎兩膝交兩脛，以兩手交指反掌，向外抱膝，仍低頭努腰背，開膝以磔，而臂極膝。訖即回手掌向裏，急抱膝，聳身仰面，申嘸臆，力向後爲之，一仰一低各三度。

次交脛平坐，從膝向裏申脛出外，以手捉脚指，聳肩，向上用力攀，仍努腰腹向前，左右搖之，氣極放寬，又爲之三度。

次以左手攀左脚指至脚心，脚指至手腕，漸長舒脚，仍舉踵向上，却將右手托右膝上，仍轉頭向左右競力爲之，即屈左脚，以兩手共捧其跟，向上高舉之即放下，以左手按膝，右手攀脚，左手向下極按，右手回向上極攀之，回頭向右之後，努肩髆爲之，左右三度。

次長舒兩脚，偃身向後，反手托牀，屈右脚，向前作勢掣踏之，左右三度。

次舒右脚，屈左脚，以踵加右髀上，垂左膝向下，令至牀，即舒左屈右爲之，左右各三度。

次偃身，反托牀，豎左膝，促歛其踵至臀邊，舉右踵鈎取左膝，漸向下按之，令左膝頭至牀，左右各三度。

次屈左脚向外，以左手下攀脚腕，右手托右膝，回頭向右，低左膝著牀，以脚向外展，以手向内拳，競力爲之，左右各三度。

次開兩膝，合兩脚踵，以兩手攀脚掌，仰頭向上力舉之，氣極縱體，爲之三度。

次舒脚，以兩手交指鈎曲⿰月秋中，偃身向後力鈎之，仍漸高舉脚，努脛偃指，左右各三度。

次長舒兩脚，令并豎指，以兩手各攀其指，舉頭用力，爲之三度。

導引畢，平坐縱體，摩兩手掌令温，乘額向上三九過。摩掌後拭目三九過，即以兩手中指、無名指按鼻左右上下二七過，摩之。以食指、中指叉耳向上聳之三五過，便以虎口叉耳，向後修旋耳輪三五過。摩掌令熱，摩拭面上，令温温然，摩頸項、胸臆、兩乳數十過，即摩持臂上，至肩下，至手背，上下數十過，即兩手互相搦捩回轉之，如洗手狀，急用力爲之數十過，即摩按心腹腰髀等處都畢，待氣息調，平坐，服氣如法。其摩掌乘額，拭面目等，尋常數數爲之，彌佳。不唯在服氣之時，其諸導引亦不可總爲諸法，恐煩勞，任逐便爲之。然終須從首至足，令相承，取通也。亦可隔三五日一度，具導引之。又有立卧等法，不能多述，亦各任意爲之。

（《修真精義雜論》）

靈劍子導引勢

凡欲胎息服氣，導引爲先，開舒筋骨，調理血脉，引氣臻圓，使氣存至極力後見焉。摩拭手脚，偃亞毬拳，伸展挐搦，任氣出旋。諸疾退散，是病能痊。五臟六腑，神氣通玄，來往自熟，道氣成焉。或存至泥丸頂髮，或下至脚板湧泉，久久修之，後知自然。魂魄聿盛，精髓充堅。行此法者，皆作神仙。五臟有勢，逐時補元。春夏秋冬，以意通宣。老子學道，亦乃如然。豈悟衆聖，造次流傳。子書之内，盡著佳篇。今引諸勢，一十六端。

補肝臟三勢，春用之：

[illegible]

[illegible]（多行正文，字迹极淡，无法辨认）

（《[illegible]》）

[illegible]

[illegible]（多行正文，字迹极淡，无法辨认）

[illegible]

[illegible]（多行正文，字迹极淡，无法辨认）

一勢：以兩手掩口取熱汗及津液，摩面上下三五十遍，食後爲之，令人華潤。又以兩手摩拭面使極熱，令人光澤不皺。行之三年，色如少女，兼明目，散諸故疾從肝臟中出肩背然，引元和補肝臟，入下元。行導引之法，皆閉氣爲之，先使血脉通流，從遍身中出，百病皆痊。慎勿開口舒氣爲之。用力之際，勿以外邪氣所入於臟腑中，返招禍害，慎護之。

二勢：平身正坐，兩手相叉，争力爲之。治肝中風。掩項後，使面仰視之，使項與手争力。去熱毒、肩疼痛、目視不明。積聚風氣不散，元和心氣焚之令出散然。調冲和之氣補肝，下氣海添内珠爾。

三勢：以兩手相重按胜拔去，左右極力。去腰間風毒之氣及胸膈，補肝，兼能明目。

補脾臟一勢，季春用之：

四勢：左右射雕，去胸脅及胸膈結聚風氣、脾臟諸疾，來去用力爲之。閉口，使内氣趨散之爾。

補心臟三勢，夏用之：

五勢：大坐斜身，用力偏敵如排山勢。極力去腰脊風冷，宣通五臟六腑，散脚氣，左右同。補心益智。

六勢：以一手按胜，一手向上極力如托石。去兩脅間風毒。治心臟，通和血脉。左右同。閉氣爲之，十二月俱依此爾。（第一勢後便行此法。）

七勢：常以兩手合掌向前，築去臂腕淘心臟風勞，宣教開節，左右同。皆須依春法爾。

補脾臟一勢，季夏用之：

八勢：端身正坐，舒手指直上，反拘三舉，前屈。去腰脊脚膝痹風，散膀胱氣。前後同。至六月十四日已後用之。

補肺臟三勢，秋用之：

九勢：以兩手抱頭項宛轉回旋俯仰，去脅胸筋背間風氣，肺臟諸疾，宣通項脉，左右同。依正月法。

十勢：以兩手相叉頭上過去，左右伸曳之十遍。去關節中風所治肺臟諸疾。

十一勢：以兩手拳脚脛十餘遍。此是開胸膊膈，去脅中氣，治肺臟諸疾，并依正月閉氣爲之。（仍叩齒三十六通應之。）

補脾臟一勢，季秋用之：

十二勢：九月十二日已後用補脾：以兩手相叉於頭上，與手争力，左右同。治脾臟四肢，去脅下積滯風氣膈氣，使人能食。閉氣爲之。

補腎臟三勢，冬用之：

十三勢：以兩手相叉，一脚踏之。去腰脚拘急，腎氣諸疾，冷痹，脚手風毒氣，膝中疼痛之疾。

十四勢：大坐，伸手指，緩拘脚指，治脚痹諸風，注氣，腎臟諸毒氣，遠行脚痛不安。並可常爲最妙矣。

十五勢：以一手托膝反折，一手抱頭，前後左右爲之。去骨節間風，宣通血脉，膀胱腎氣，腎臟諸疾。

補脾臟一勢，季冬用之：

十六勢：以兩手聳上，極力三遍，去脾臟諸疾。不安，依春法用之。

右已前一十六勢，並閉氣爲之則妙也。此導引後一千年中，有這首大揚道氣於宫商角徵羽，唱閲後多士矣，共八百衆，於二煉後四元内相次飛昇矣。一煉五百年，二煉一千年。俗以十二年爲一周，道以十二年爲一紀，一元六十年，四元二百四十年，道爲世矣。

（《靈劍子》）

天隱子導引術

夫人之根本由丹田而生，能復則長命，故曰歸根復命。夫人之靈識本乎理性，性通則妙萬物而不窮，故曰成性衆妙。然而呼吸由氣而活，故我有吐納之訣；津液由水臟而生，故我有漱嚥之訣；思慮由心識而動，故我有存想之訣。人身榮衛血脉，痞即行於外，痳即行於内。痞痳内外，相養和平，然後每日自夜半子時至日中午時，先平卧，舒展四肢，次起身導引：

喘息均定，乃先叩當門齒小鳴，後叩大齒大鳴。

以兩手摩面及眼，身覺暖暢，復端坐盤足，以舌攪華池，候津液生而漱之，默記其數，數及三百而一嚥之。凡嚥津，候呼定而嚥，嚥畢而吸，如此則吸氣與津順下丹田也。但子前午後食消心空之時，頻頻漱嚥，無論遍數，意盡則止。

凡五日爲一候，當焚香於静室中，存想其身，從首至足，又自足至丹田，上脊膂，入於泥丸；想其氣如雲，直貫泥丸。想畢，復漱嚥。

乃以兩手掩兩耳，搭其腦如鼓聲三七下。

伸兩足，端足俯首，極力直頸。

兩手握固，叉於兩脅下，接腰胯骨旁，乃左右聳兩肩胛。

閉息頃刻，候氣盈面赤即止，凡七遍。氣上脊膂，上徹泥丸。此修養之大綱也。

（《天隱子後序》）

天台白雲導引術

凡導引，當以丑後卯前，天氣清和時爲之。

先解髮，散梳四際，上達頂，三百六十五過。散髮於後，或寬作髻。亦得燒香，面向東，平坐，握固，閉目思神，叩齒三百六十五過。乃縱體、平氣，依次爲之：先閉氣，以兩手五指交叉，反掌向前，極引臂，拒托之良久；即舉手反掌向上極臂，即低左手，力舉右肘，令左肘臂按著後項，左手向下力牽之。仍亞向左，開右腋，努脅爲之。低右舉左亦如之。即低手鈎項，舉兩肘，偃胸，仰頭向後，令頭與手前後竟力爲之；即低手鈎項，擺肘捩身，向左向右；即放手兩膝上，微吐氣通息。又從初爲之三度。

（《修真精義雜論》）

五臟六腑補瀉導引法

肝臟導引法：正月、二月、三月行之。可正坐，以兩手相重按髀上，徐徐緩捩身，左右各三五度。又可正坐，兩手相叉，翻覆向胸三五度。此能去肝家積聚、風邪毒氣。

心臟導引法：四月、五月行之。可正坐，兩手作拳，用力左右五築，各五六度。又可正坐，以一向上，拓空如拓重石。又以兩手急相叉，以脚踏手中，各五六度，然去心胸間風邪諸疾，閉氣爲之，畢，良久閉目，三嚥液，三叩齒而止。

脾臟導引法：六月并四季行之。可大伸一脚，以兩手向後反掣，各三五度。亦可跪坐，以兩手拒地，回顧，用力，虎視，各三五度。能去脾臟積聚、風邪毒氣。

肺臟導引法：七月、八月、九月行之。可正坐，以兩手據地，縮身曲脊，向上三舉，去肺家風邪積勞。可反拳槌背上，左右各三五度。此去胸臆間風毒，閉氣爲之。畢，良久閉目，三嚥液，三叩齒而止。

腎臟導引法：冬三月行之。可正坐，以兩手聳拓石，引脅三五度。亦可手著膝挽肘，左右同。捩身三五度，亦可以足前後踏，左右各數十度，能去腰腎膀胱間風邪積聚。

膽腑導引法：可正坐，合兩脚掌，昂頭，以兩手挽脚腕，起搖動，爲之三五度。亦可大坐，以兩手拓地，舉身，努腰脊三五度，能去膽家風毒邪氣。

（《黄庭内景五臟六腑補瀉圖》）

日用導引法

每朝凌晨或五更初，澄心靜慮，握固存神，端嚴敷坐，屏絶緣務，寂無思念，想身於無身之中，存心於無爲之境，是以和氣聿然自至，即便叩齒七通，嚥液七數，（度度想液直至下丹田，日久成實也。）然後展體骨，爲十二般導引。

一、通百關：兩手攀兩脚頭三度，三度嚥納，不得出氣。

二、左推右推：以一手串脚脛攀脚面，又一手推脚肚，如此互換，以三爲度，度度嚥納。

三、單展足：以一手托牀，一手攀脚頭，如此互換，各三數，度度嚥納。

四、雙攀足：以兩手攀一脚，如此互換三度，度度嚥納。

五、左右托空：以兩手背鎖，擺出其肘，緩緩解散，一手攀乳傍，一手托虛空，想如推重物，如此互換，以三爲數，度度嚥納。

六、托天據地：以兩手相鎖，反仰托天，緩緩和頭向前，可去地一二寸許，亦以三爲數，度度嚥納。

七、龍盤鳳觜：以左手串入右手，互把其腕，手頭柱觜，如此互換，以三爲數，度度嚥納。

八、鳳凰展翼：兩手先擺後，似鳳翼展，却向前，如此互換三度，度度嚥納。

九、左擺右西：以兩手相鎖抱頭面，左擺西擺嚥，以三爲數，度度嚥納。

十、推東推西：以兩手相鎖托前，擺東右擺，以三爲數，度度嚥納。

十一、擊天門：以兩手相鎖摩鼻，每七摩爲一度，嚥納一嚥，如此亦以三七二十一嚥爲

足。

十二、仙人乾浴：以兩手相擦，似有熱氣，便摩兩目，以至於面部、兩耳、項膊，一如澡洗法，唯多爲妙。

已上日用導引，雖云凌晨，亦不拘早晚。但無事常習，自然手熟筋軟，骨壯氣和，有疾除疾，無疾爽神，食飽消良，餧過止飢，一切作爲，並無所礙，雖未可以長生久視，亦且除身中浮疾。諺云：縱然不得力，狡勝别勞心。此之謂也。

《三洞樞機雜説》

〔三〕導引圖説

陳希夷二十四氣坐功導引圖勢

立春正月節坐功圖

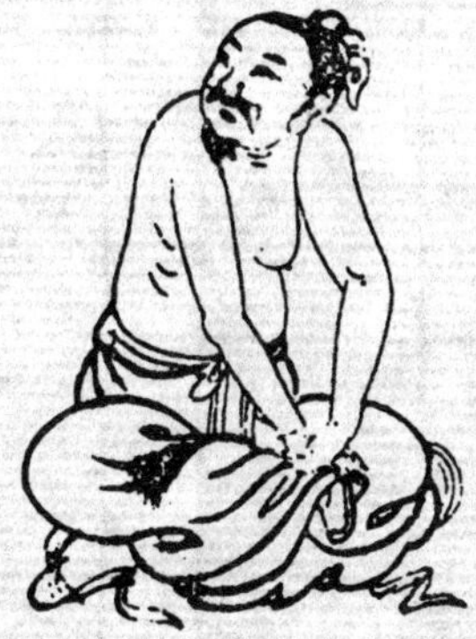

運主厥陰初氣，時配手少陽三焦相火。

坐功　宜每日子丑時，叠手按髀，轉身拗頸，左右聳引各三五度，叩齒吐納漱嚥三次。

治病　風氣積滯，頂痛，耳後痛，肩臑痛，背痛，肘臂痛，諸痛悉治。

雨水正月中坐功圖

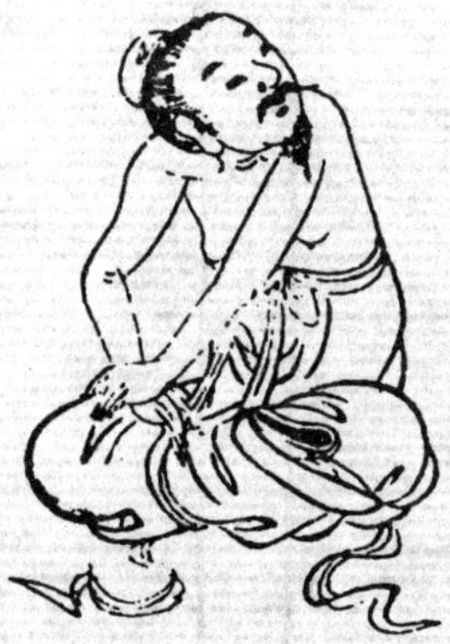

運主厥陰初氣，時配三焦手少陽相火。

坐功　每日子丑時，叠手按脞，拗頸轉身，左右偏引各三五度，叩齒吐納漱嚥。

治病　三焦經絡留滯邪毒，嗌乾及腫、噦，喉痹，耳聾汗出，目鋭眦痛，頰痛，諸疾悉治。

驚蟄二月節坐功圖

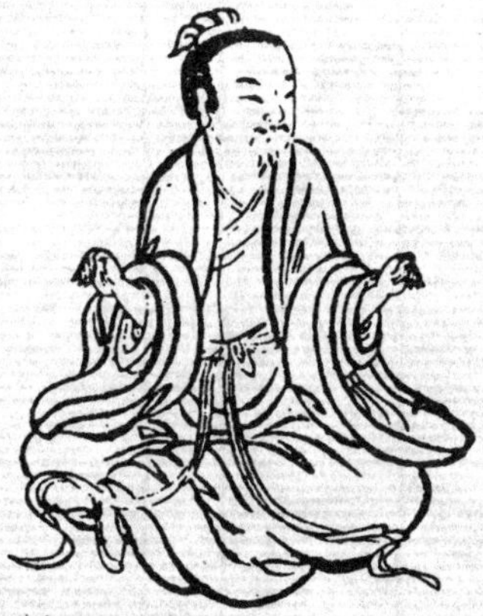

運主厥陰初氣，時配手陽明大腸燥金。

坐功　每日丑寅時，握固轉頸，反肘後向，頓掣五六度，叩齒六六，吐納漱嚥三三。

治病　腰膂肺胃蘊積邪毒，目黄，口乾，鼽衄，喉痹，面腫，暴啞，頭風牙宣，目暗羞明，鼻不聞臭，遍身疙瘩，悉治。

春分二月中坐功圖

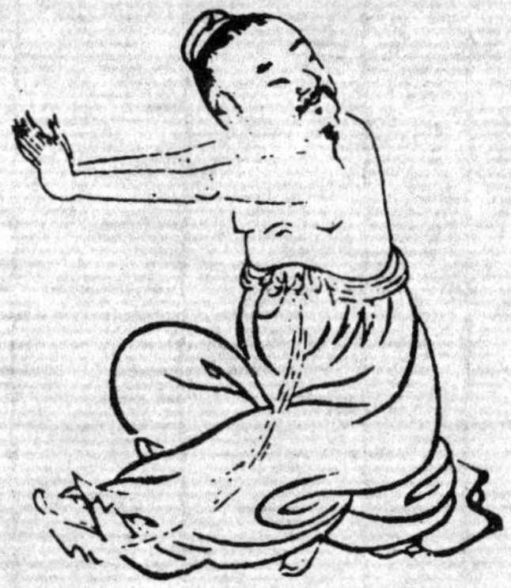

運主少陰二氣，時配手陽明大腸燥金。

坐功　每日丑寅時，伸手迴頭，左右挽引各六七度，叩齒六六，吐納嗽嚥三三。

治病　胸臆肩背經絡虛勞邪毒，齒痛頸腫，寒慄熱腫，耳聾耳鳴，耳後肩臑肘臂外背痛，氣滿，皮膚殼殼然堅而不痛，瘙癢。

清明三月節坐功圖

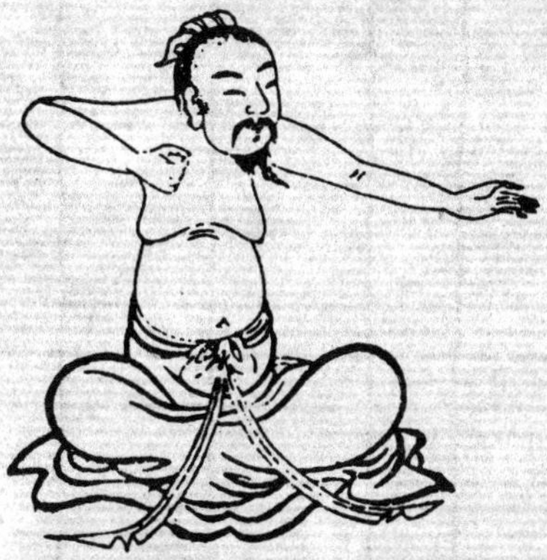

運主少陰二氣，時配手太陽小腸寒水。

坐功　每日丑寅時，正坐定，換手左右如引硬弓各七八度，叩齒，納清吐濁，嚥液，各三。

治病　腰腎腸胃虛邪積滯，耳前熱苦寒，耳聾嗌痛，頸痛不可回顧，肩拔臑折腰軟，及肘臂諸痛。

谷雨三月中坐功圖

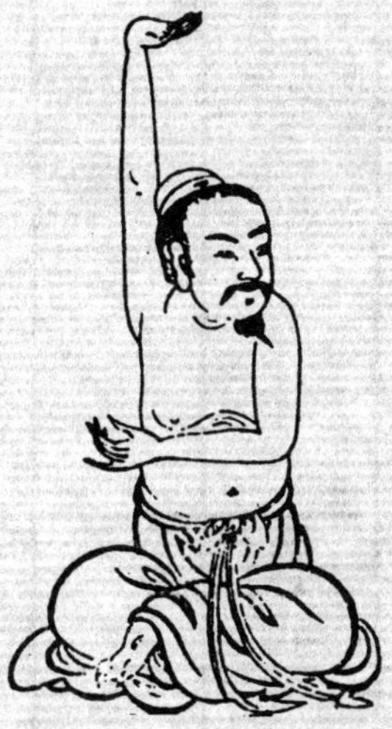

運主少陰二氣，時配手太陽小腸寒水。

坐功　每日丑寅時，平坐，換手左右舉托，移臂左右掩乳，各五七度，叩齒，吐納，嗽嚥。

治病　脾胃結瘕瘀血，目黃，鼻鼽衄，頰腫頷腫，肘臂外後廉腫痛，臂外痛，掌中熱。

立夏四月節坐功圖

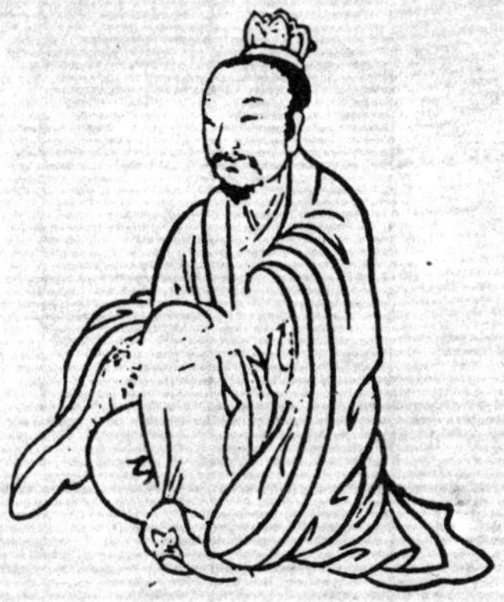

運主少陰二氣，時配手厥陰心包絡風木。

坐功　每日以寅卯時，閉息瞑目，反換兩手，抑掣兩膝各五七度，叩齒，吐納，嚥液。

治病　風濕留滯，經絡腫痛，臂肘攣急，腋腫，手心熱，喜笑不休，雜癥。

第十編 導引養生

二六一

小滿四月中坐功圖

運主少陽三氣，時配手厥陰心包絡風木。

坐功　每日寅卯時，正坐，一手舉托，一手拄按，左右各三五度，叩齒，吐納，嚥液。

治病　肺腑蘊滯邪毒，胸脅支滿，心中澹澹大動，面赤鼻赤，目黃，心煩作痛，掌中熱，諸痛。

芒種五月節坐功圖

運主少陽三氣，時配手少陰心君火。

坐功　每日寅卯時，正立，仰身，兩手上托，左右力舉，各五七度，定息叩齒，吐納嚥液。

治病　腰腎蘊積，虛勞嗌乾，心痛欲飲，目黃，脅痛，消渴，善笑、善驚、善忘，上咳吐下氣泄，身熱而股痛，心悲，頭項痛，面赤。

夏至五月中坐功圖

運主少陽三氣，時配手少陰心君火。

坐功　每日寅卯時，跪坐，伸手叉指，屈指足換踏，左右各五七次，叩齒，納清吐濁，嚥液。

治病　風濕積滯，腕膝痛，臑臂痛，後廉痛厥，掌中熱痛，兩腎內痛，腰背痛，身體重。

小暑六月節坐功圖

運主少陽三氣，時配手太陰肺濕土。

坐功　每日丑寅時，兩手踞地，屈壓一足，直伸一足，用力掣三五度，叩齒，吐納，嚥液。

治病　腿膝腰髀風濕，肺脹滿，嗌乾，喘咳，缺盆中痛，善嚏，臍右小腹脹引腹痛，手攣急，身體重，半身不遂，偏風健忘，哮喘，脱肛，腕無力，喜怒不常。

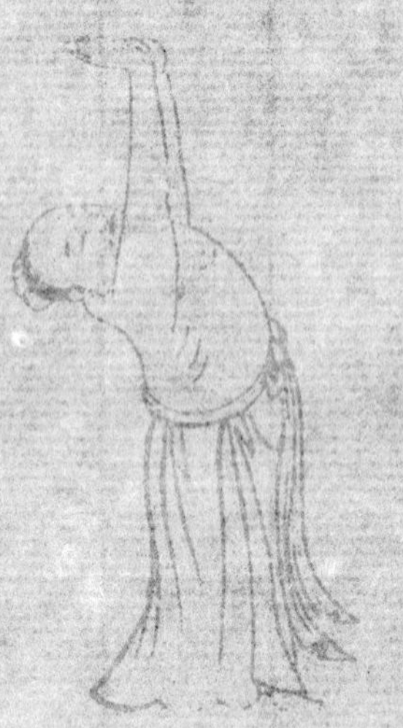

大暑六月中坐功圖

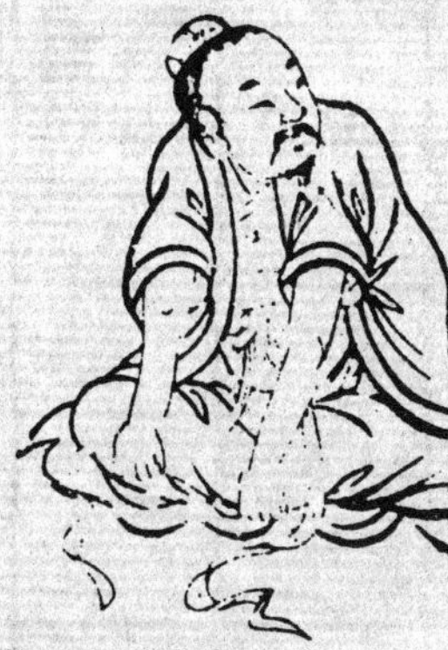

運主太陰四氣，時配手太陰肺濕土。

坐功　每日丑寅時，雙拳踞地，返首向肩引作虎視，左右各三五度，叩齒，吐納，嚥液。

治病　頭項胸背風毒，咳嗽，上氣喘喝，煩心，胸膈滿，臑臂痛，掌中熱，臍上或肩背痛，風寒汗出中風，小便數欠，淹泄，皮膚痛及麻，悲愁欲哭，灑淅寒熱。

立秋七月節坐功圖

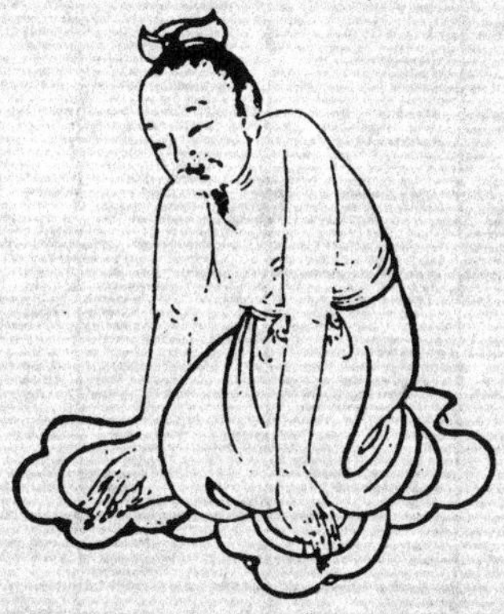

運主太陰四氣，時配足少陽膽相火。

坐功　每日丑寅時，正坐，兩手托地，縮體閉息，聳身上踊，凡七八度，叩齒吐納嚥液。

治病　補虛益損，去腰腎積氣，口苦，善太息，心脅痛不能反側，面塵體無澤，足外熱，頭痛頷痛，目鋭眦痛，缺盆腫痛，腋下腫，汗出振寒。

處暑七月中坐功圖

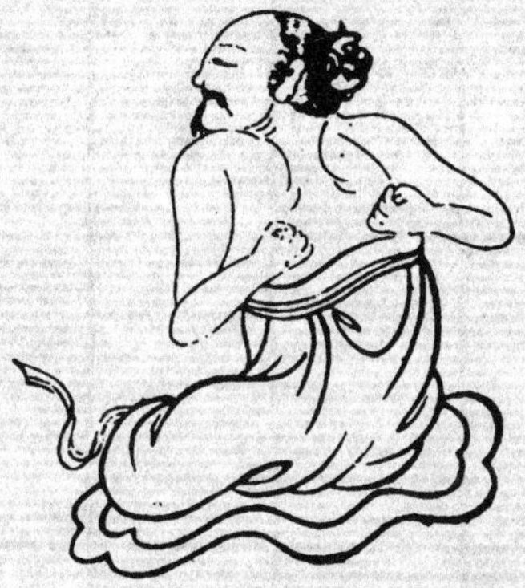

運主太陰四氣，時配足少陽膽相火。

坐功　每日丑寅時，正坐，轉頭左右舉引，就反兩手捶背各五七度，叩齒，吐納，嚥液。

治病　風濕留滯，肩背痛，胸痛，脊膂痛，脅肋髀膝經絡外至脛絶骨外踝前及諸節皆痛，少氣咳嗽，喘喝上氣，胸背脊膂積滯之疾。

白露八月節坐功圖

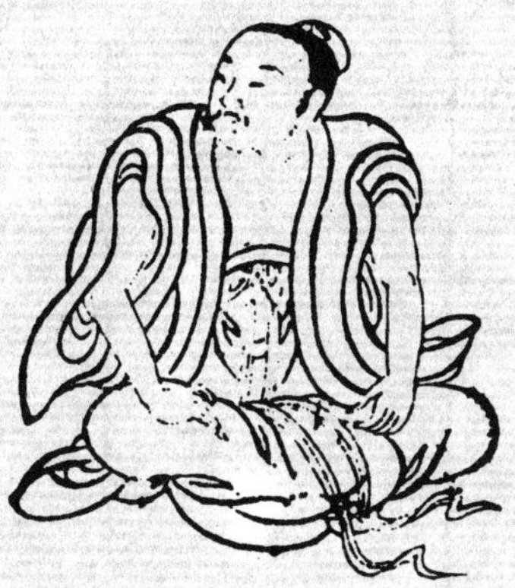

運主太陰四氣，時配足陽明胃燥金。

坐功　每日丑寅時，正坐，兩手按膝，轉頭推引，各三五度，叩齒，吐納，嚥液。

治病　風氣留滯腰背經絡，灑灑振寒，苦伸數欠，或惡人與火，聞木聲則驚，狂，瘧，汗出，鼽衄，口喎唇胗，頸腫喉痹，不能言，顏黑，嘔，呵欠，狂歌上登，欲棄衣裸走。

秋分八月中坐功圖

運主陽明五氣，時配足陽明胃燥金。

坐功　每日丑寅時，盤足而坐，兩手掩耳，左右反側，各三五度，叩齒，吐納，嚥液。

治病　風濕積滯脅肋腰股，腹大水腫，膝臏腫痛，膺乳氣衝，股伏兔骱外廉足跗諸痛，遺溺失氣，奔響腹脹，髀不可轉，膕似結，腨似裂，消穀善飢，胃寒喘滿。

寒露九月節坐功圖

運主陽明五氣，時配足太陽膀胱寒水。

坐功　每日丑寅時，正坐，舉兩臂踴身上托，左右各三五度，叩齒，吐納，嚥液。

治病　諸風寒濕邪挾脅腋經絡動衝頭痛，目似脫，項如拔，脊痛腰折，痔，瘧，狂，顛痛，頭兩邊痛，頭顖頂痛，目黃，淚出，鼽衄，霍亂諸疾。

霜降九月中坐功圖

運主陽明五氣，時配足太陽膀胱寒水。

坐功　每日丑寅時，平坐，紓兩手，攀兩足，隨用足間力縱而復收五七度，叩齒，吐納，嚥液。

治病　風濕痹入腰足，髀不可曲，膕結痛，腨裂痛，項背腰尻陰股膝髀痛，臍反蟲，肌肉痿，下腫，便膿血，小便脹痛，欲小便不得，臟毒，筋寒足氣，久痔脫肛。

立冬十月節坐功圖

運主陽明五氣，時配足厥陰肝風木。

坐功　每日丑寅時，正坐，一手按膝，一手挽肘，左右顧，兩手左右托三五度，吐納，叩齒，嚥液。

治病　胸脅積滯，虛勞邪毒，腰痛不可俯仰，嗌乾，面塵脫色，胸滿嘔逆，飧泄，頭痛，耳無聞，頰腫，肝逆面青，目赤腫痛，兩脅下痛引小腹，四肢滿悶，眩冒，目瞳痛。

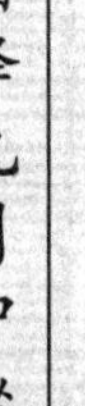

導引論　六體養生

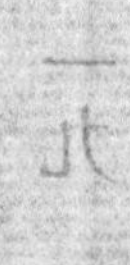

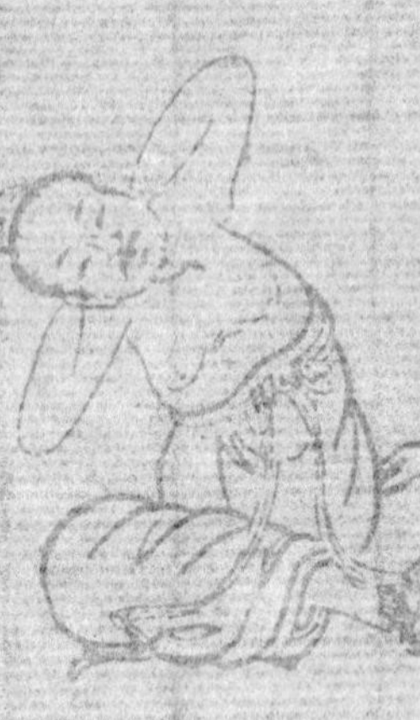

小雪十月中坐功圖

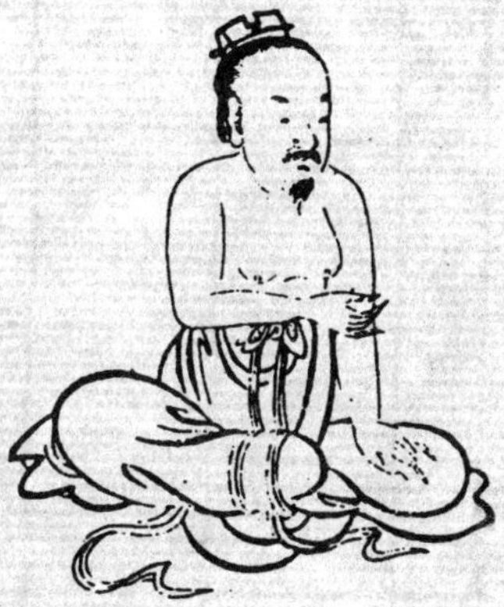

運主太陽終氣，時配足厥陰肝風木。

坐功　每日丑寅時，正坐，一手按膝，一手挽肘，左右争力各三五度，吐納，叩齒，嚥液。

治病　脱肘，風濕熱毒，婦人小腹腫，丈夫㿉疝狐疝，遺溺閉癃，血睾，腫睾，疝，足逆寒，胻善瘈，節時腫，轉筋陰縮，兩筋攣，洞泄，血在脅下，喘，善恐，胸中喘，五淋。

大雪十一月節坐功圖

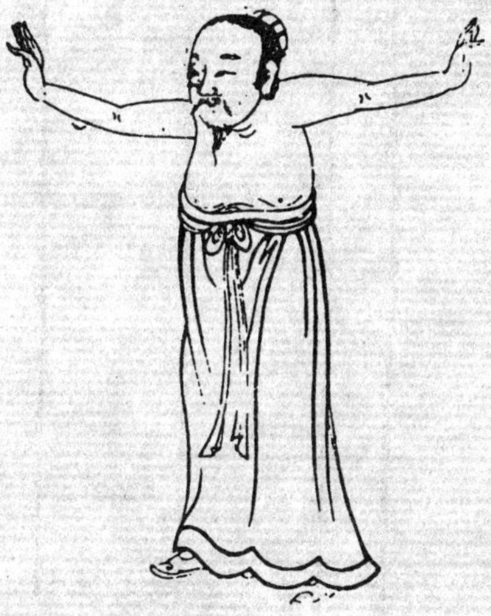

運主太陽終氣，時配足少陰腎君火。

坐功　每日子丑時，起身仰膝，兩手左右托，兩足左右踏，各五七次，叩齒，嚥液，吐納。

治病　足膝風濕毒氣，口熱舌乾，咽腫上氣，嗌乾及腫，煩心心痛，黄疸腸澼，陰下濕，飢不欲食，面如漆，咳唾有血，渴喘，目無見，心懸如飢，多恐常若人捕等症。

冬至十一月中坐功圖

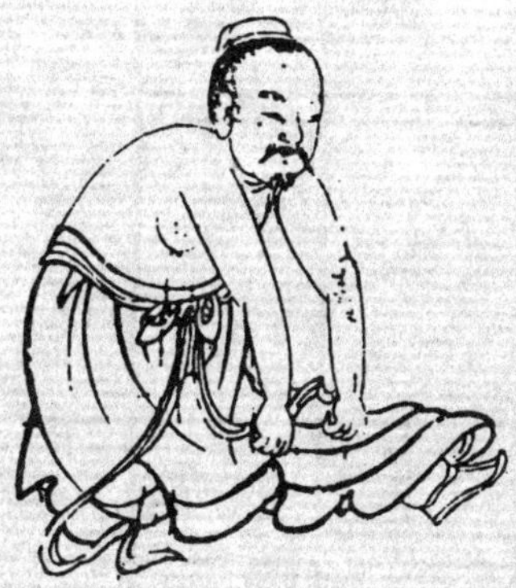

運主太陽終氣，時配足少陰腎君火。

坐功　每日子丑時，平坐，伸兩足，拳兩手按兩膝，左右極力三五度，吐納，叩齒，嚥液。

治病　手足經絡寒濕，脊股内後廉痛，足痿厥，嗜卧，足下熱，臍痛，左脅下背肩髀間痛，胸中滿，大小腹痛，大便難，腹大頸腫，咳嗽，腰冷如冰及腫，臍下氣逆，小腹急痛泄，下腫，足胻寒而逆，凍瘡，下痢，善思，四肢不收。

小寒十二月節坐功圖

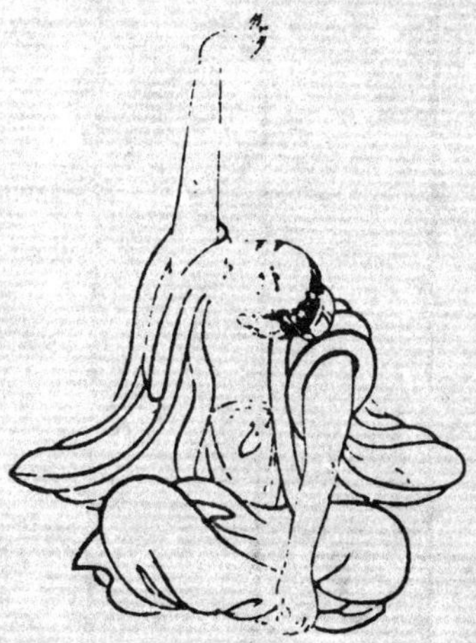

運主太陽終氣，時配足太陰脾濕土。

坐功　每日子丑時，正坐，一手按足，一手上托，挽首互換，極力三五度，吐納，叩齒，嗽嚥。

治病　榮衛氣蘊，食即嘔，胃脘痛，腹脹，噦，瘧，食發中滿，食減善噫，身體皆重，食不下，煩心，心下急痛，溏瘕泄，水閉黄疸，五泄注下五色，大小便不通，面黄口乾，怠惰嗜卧，心下痞，苦善飢善味，不嗜食。

大寒十二月中坐功圖

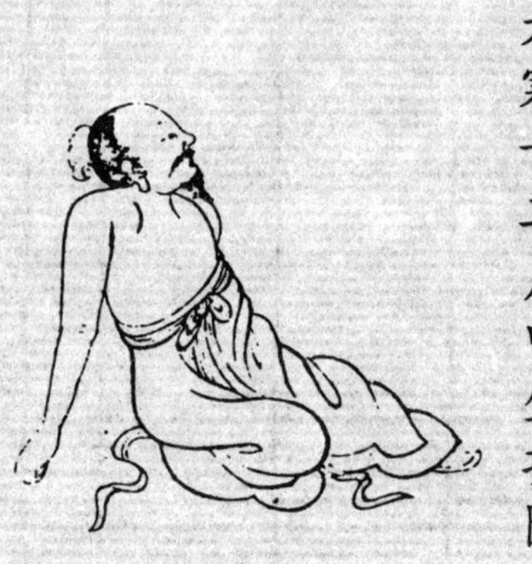

運主厥陰初氣，時配足太陰脾濕土。

坐功 每日子丑時，兩手向後，踞牀跪坐，一足直伸，一足用力，左右各三五度，叩齒，嗽嚥，吐納。

治病 經絡蘊積諸氣，舌根强痛，體不能動摇，或不能卧，强立，股膝內腫，尻陰臑胻足皆痛，腹脹腸鳴，飧泄不化，足不收行，九竅不通，足胻腫若水脹。

(《遵生八箋》)

八段錦導引法

閉目冥心坐。(冥心盤趺而坐。)握固静思神。叩齒三十六，兩手抱昆侖。(叉兩手向項后，數九息，勿令耳聞，自此以後，出入息皆不可使耳聞。)左右鳴天鼓，二十四度聞。(移兩手心掩兩耳，先以第二指壓中指，彈擊腦後，左右二十四次。)微擺撼天柱，(摇頭左右顧，肩膊轉隨動二十四，先須握固。)赤龍攪水津。(赤龍者，舌也。以舌攪口齒並左右頰，待津液生而咽。)漱津三十六，(一云鼓漱。)神水滿口勻。一口分三咽，(所漱津液分作三口，作汩汩聲而咽之。)龍行虎自奔。(液爲龍，氣爲虎。)閉氣搓手熱，(以鼻引清氣，閉之少頃，搓手急數令熱極，鼻中徐徐乃放氣出。)背摩後精門。(精門者，腰後外腎也，合手心摩畢，收手握固。)盡此一口氣，(再閉氣也。)想火燒臍輪。(閉口鼻之氣，想用心火下燒丹田，覺熱極，即用後法。)左右轆轤轉，(俯首擺撼兩肩三十六，想火自丹田透雙關入腦户，鼻引清氣，閉少頃間。)兩脚放舒伸。(放直兩脚。)叉手雙虚托，(叉手相交，向上托空三次或九次。)低頭攀足頻。(以兩手向前攀足心十二次，乃收足端坐。)以候逆水上，(候口中津液生，如未生，再用急攪取水，同前法。)再漱再吞津。如此三度畢，神水九次吞。(謂再漱三十六，如前口分三咽，乃爲九也。)咽下汩汩響，百脉自調勻。河車搬運訖，(擺肩并身二十四，及再轉轆轤二十四次。)發火遍燒身。(想丹田火自下而上，遍燒身體。想時口鼻皆閉氣少頃。)邪魔不敢近，夢寐不能昏。寒暑不能入，災病不能迍。子後午前作，造化合乾坤。循環次第轉，八卦是良因。

訣曰：其法於甲子日，夜半子時起首，行時口中不得出氣，唯鼻中微放清氣。每日子後午前，各行一次，或晝夜共行三次。久而自知，蠲除疾病，漸覺身輕。能勤苦不怠，則仙道不遠矣。

高子曰：已上名八段錦法，乃古聖相傳，故爲圖有八。握固二字，人多不考，忌特閉目見自己之目，冥心見自己之心哉。趺坐時，當以左脚後跟曲頂腎莖根下動處，不令精竅漏泄云耳。行功何必拘子午，但一日之中，得有身閑心静處，便是下手所在，多寡隨行。若認定二時，忙迫當如之何？入道者不可不知。

八段錦坐功圖

叩齒集神圖勢

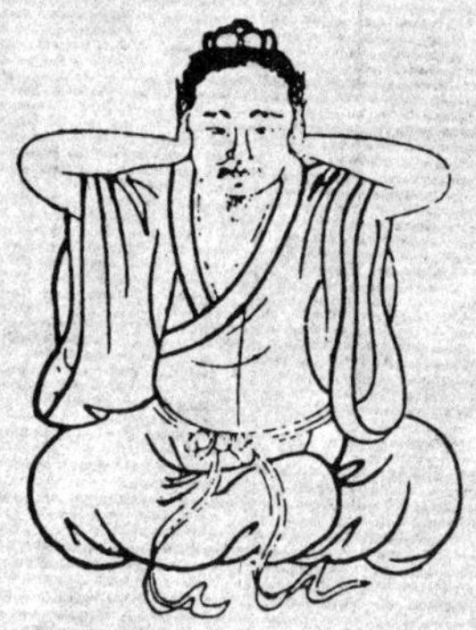

叩齒集神三十六，兩手抱昆侖，雙手擊天鼓二十四。

右法先須閉目冥心盤坐，握固静思。然後叩齒集神，次叉兩手向項後數九息，勿令耳聞。乃移手各掩耳，以第二指壓中指，擊彈腦後左右各二十四次。

搖天柱圖勢

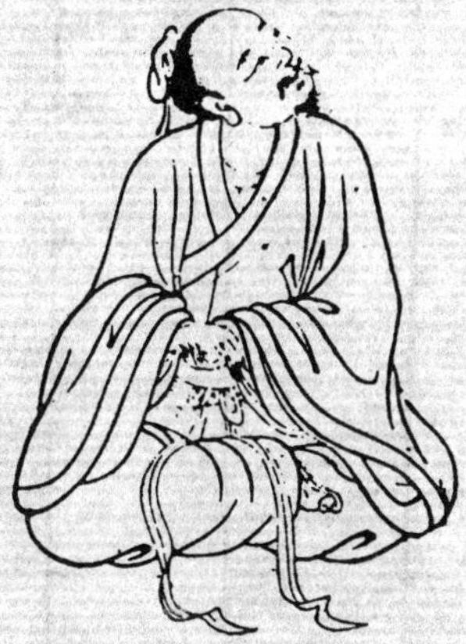

左右手搖天柱各二十四。

右法先須握固，乃搖頭左右顧，肩膊隨動二十四。

舌攪漱咽圖勢

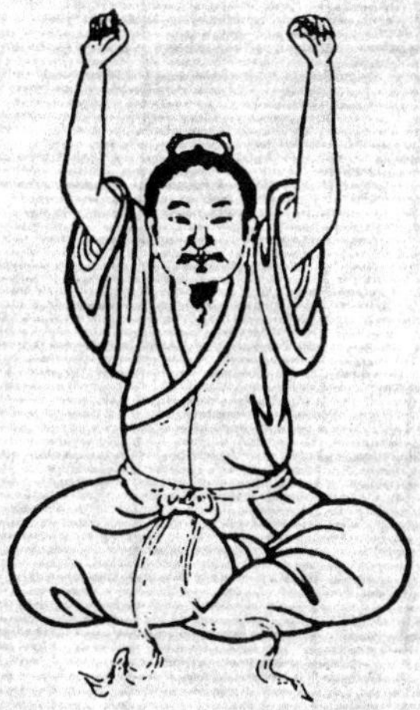

左右舌攪上腭三十六漱，三十六分作三口，如硬物咽之，然後方得行火。

右法以舌攪口齒並左右頰，待津液生，方漱之，至滿口，方咽之。

摩腎堂圖勢

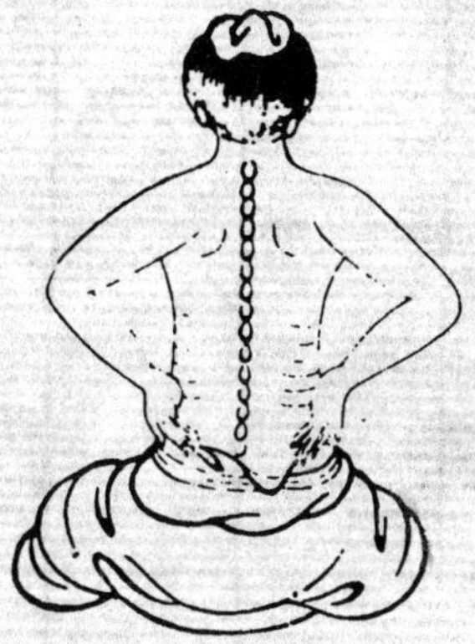

兩手摩腎堂三十六，以數多更妙。

右法閉氣，搓手令熱後，摩腎堂如數。畢，仍收手握固，再閉氣，想用心火下燒丹田。覺熱極，即用後法。

單關轆轤圖勢

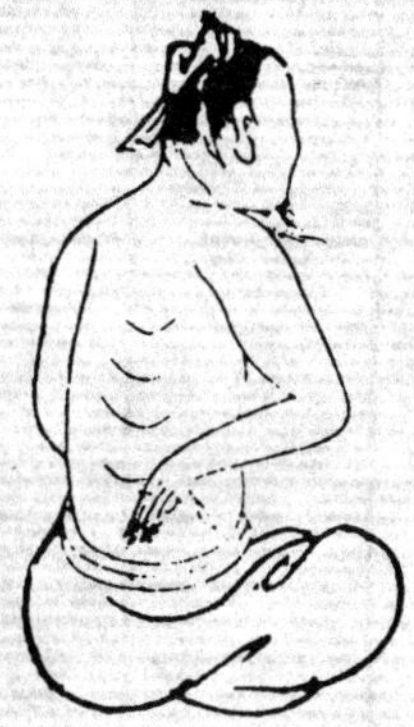

左右單關轆轤各三十六。

右法須俯首，擺撼左肩三十六次，右肩亦三十六次。

左右轆轤圖勢

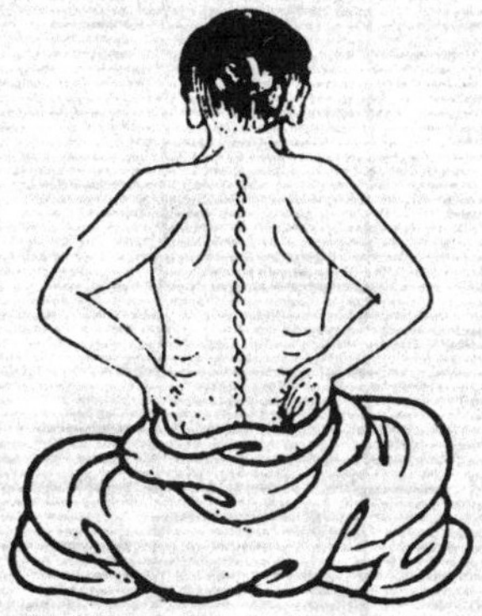

雙關轆轤三十六。

右法兩肩并擺撼至三十六數，想火至丹田透雙關入腦户，鼻引清氣，後伸兩脚。

左右按頂圖勢

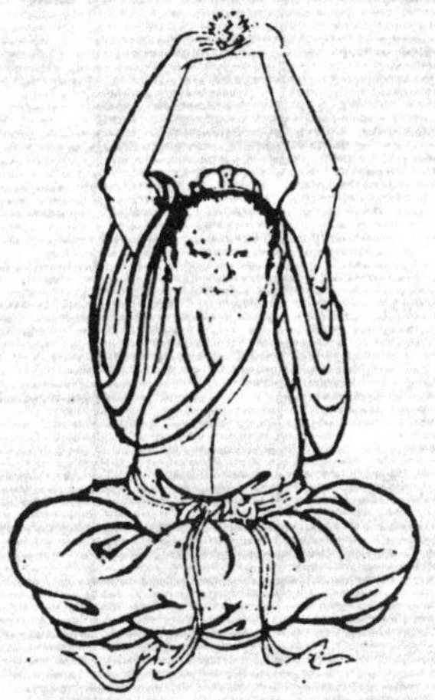

兩手相搓，當呵五呵，後叉手托天，按頂各九次。

右法兩手相叉，向上托空三次，或九次。

鈎攀圖勢

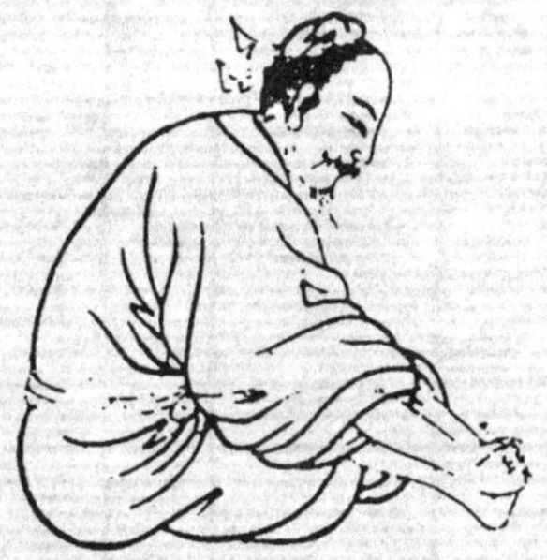

以兩手如鈎，向前攀雙脚心十二次，再收足端坐。

右法，以兩手向前攀脚心十二次，乃收足端坐。候口中津液生，再漱再吞，一如前數，擺肩并身二十四，及再轉轆轤二十四次，想丹田火自下而上遍燒身體，想時口鼻皆須閉氣少頃。

（《遵生八箋》）

十二段錦導引法

十二段錦歌

閉目冥心坐，握固静思神。叩齒三十六，兩手抱崑崙。左右鳴天鼓，二十四度聞。微擺撼天柱。赤龍攪水津，鼓漱三十六，神水滿口勻，一口分三嚥，龍行虎自奔。閉氣搓手熱，背摩後精門。盡此一口氣，想火燒臍輪。左右轆轤轉，兩脚放舒伸，叉手雙虛托，低頭攀足頻。以候神水至，再漱再吞津。如此三度畢，神水九次吞。嚥下汩汩响，百脉自調勻。河車搬運畢，想發火燒身。舊名八段錦，子後午前行。勸行無間斷，萬病化爲塵。

以上係通身合總行之，要依次序，不可缺，不可亂。先要記熟此歌，再詳看後及每圖詳注各訣，自無差錯。

十二段錦第一圖

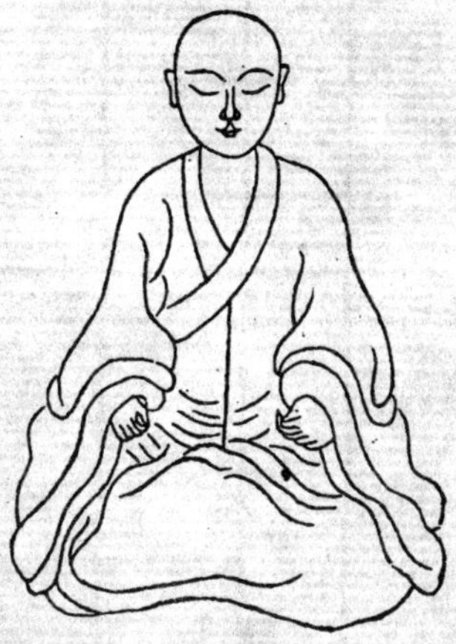

閉目冥心坐，握固靜思神。

盤腿而坐，緊閉兩目，冥忘心中雜念。凡坐，要竪起脊梁，腰不可軟弱，身不可倚靠。握固者，握手牢固，所以閉關却邪也。靜思者，靜息思慮而存神也。

十二段錦第二圖

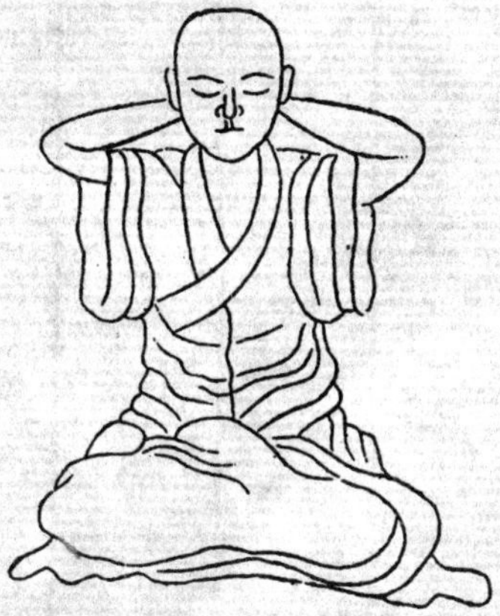

叩齒三十六，兩手抱崑崙。

上下牙齒相叩作响，宜三十六聲。叩齒以集身內之神，使不散也。崑崙即頭。以兩手十指相叉，抱住後頸，即用兩手掌緊掩耳門，暗記鼻息九次，微微呼吸，不宜耳聞有聲。

十二段錦第三圖

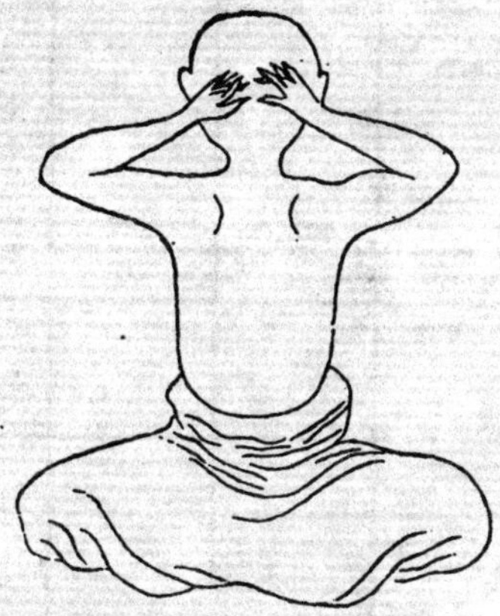

左右鳴天鼓，二十四度聞。

記筭鼻息出入各九次畢，即放所叉之手，移兩手掌掩耳，以第二指叠在中指上，作力放下第二指，重彈腦後，要如擊鼓之聲。左右各二十四度，兩手同彈，一先一後，共四十八聲。仍收手握固。

十二段錦第四圖

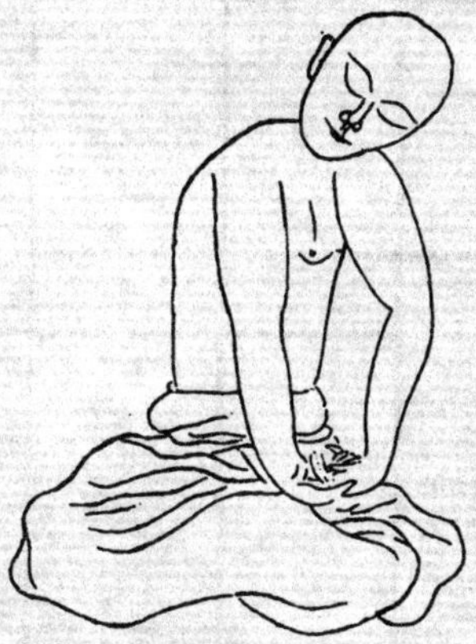

微擺撼天柱。

天柱即後頸。低頭，扭頸向左右側視，肩亦隨頭左右搖擺，各二十四次。

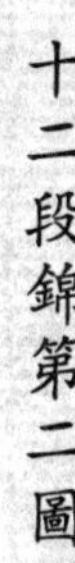

十二段錦第四圖

名二十四次。天鼓即腦後，以兩手掩耳，用力彈之，左右各二十四次，鳴天鼓畢。

十二段錦第三圖

兩手抱昆侖，昆侖即頭，以兩手十指相叉，抱住後頸，共四十一息。兩手掩耳，即以第二指疊在中指上，用力放下第二指，重彈腦後，要令有聲。緩緩念出入息，共四十息。左右鳴天鼓，二十四度聞。

衛生要術

震子編

四一

十二段錦第二圖

盤腿擦耳門，靜時冥息以太，緩緩叩齒。不錯亂，鳴天鼓如前，不宜中間省事。叩齒三十六如前，齒為筋骨之餘，常宜叩擊，使筋骨活動。上下牙齒叩牢固，宜三十六撞。即隨以食指彈腦後，身中指三十六，兩手抱昆侖。

十二段錦第一圖

盤腿，緊思神，靜意思慮而念也。泉不可軟弱，身不可倚靠，握固者，握手牢固，可以閉關卻邪也。鑒羅而坐，緊閉兩目，冥忘心中雜念。凡坐須竪起脊梁，閉目冥心坐，握固靜思神。

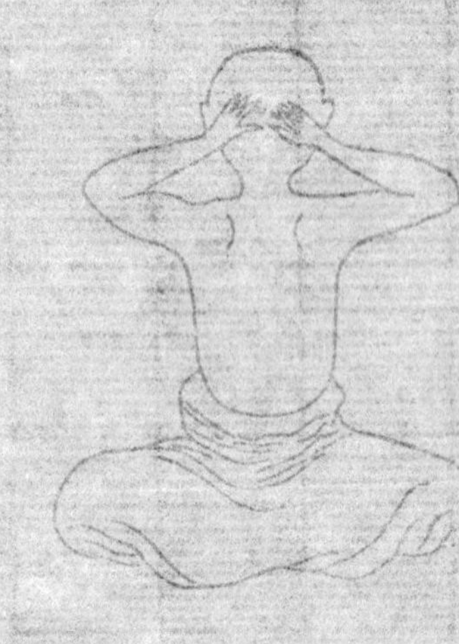

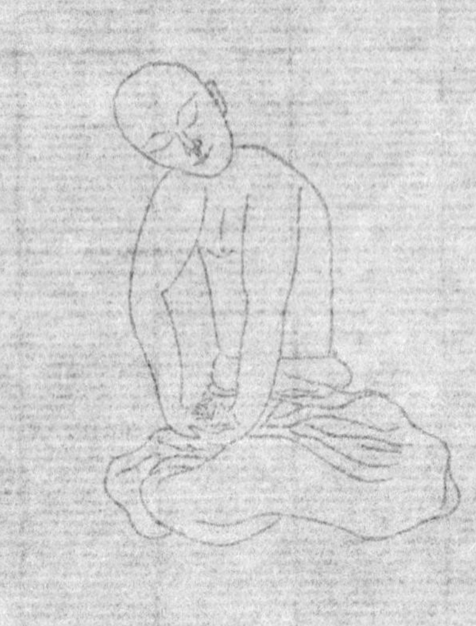

十二段錦第五圖

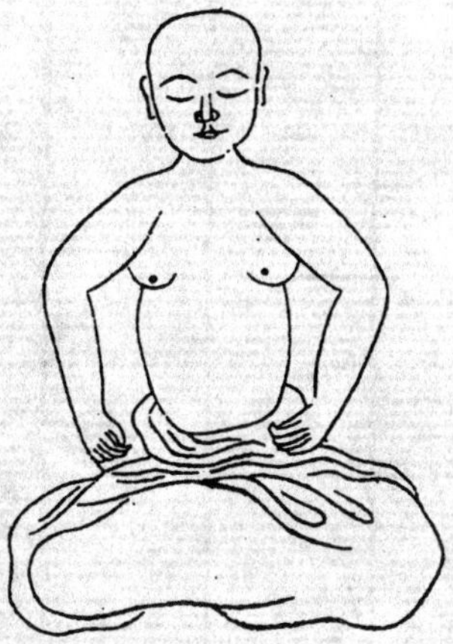

赤龍攪水津，鼓漱三十六，神水滿口勻，一口分三嚥，龍行虎自奔。

赤龍即舌。以舌頂上腭，又攪滿口內上下兩旁，使水津自生。鼓漱於口中，三十六次，神水即津液。分作三次，要汩汩有聲吞下，心暗想目暗看，所吞津液，直送到臍下丹田。龍即津，虎即氣。津下去，氣自隨之。

十二段錦第六圖

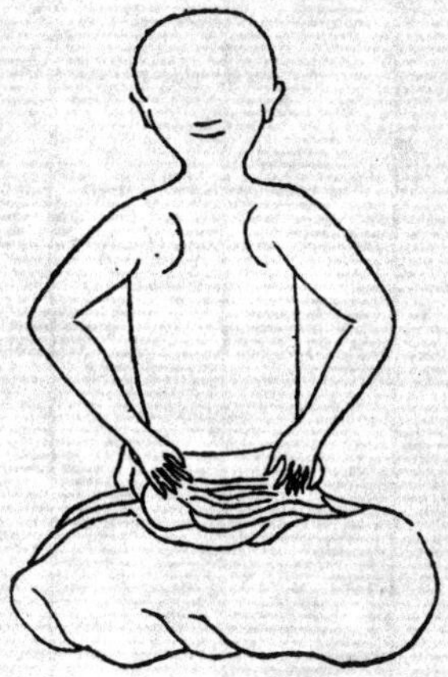

閉氣搓手熱，背摩後精門。

以鼻吸氣，閉之，用兩掌相搓擦極熱，急分兩手磨後腰上兩邊，一面徐徐放氣從鼻出。精門，即後腰兩邊軟處。以兩熱手磨三十六遍，仍收手握固。

十二段錦第七圖

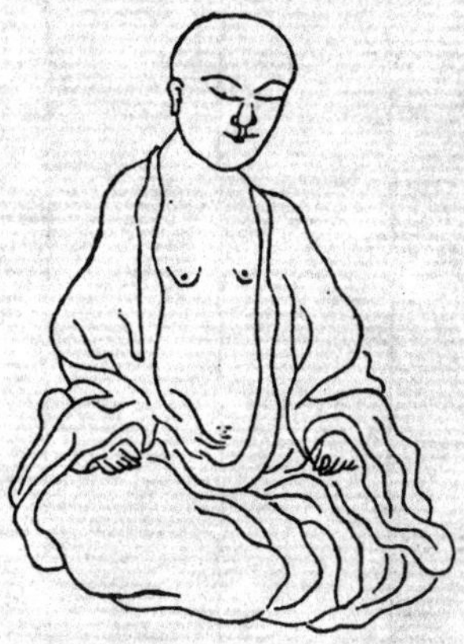

盡此一口氣，想火燒臍輪。

閉口鼻之氣，以心暗想，運心頭之火下燒丹田，覺似有熱，仍放氣從鼻出。臍輪，即臍下丹田。

十二段錦第八圖

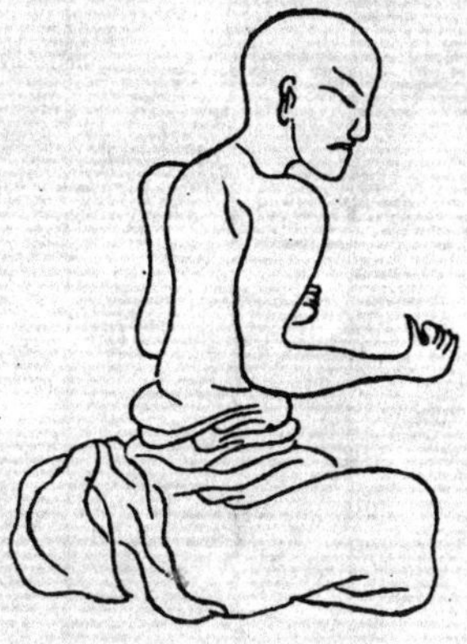

左右轆轤轉。

曲灣兩手，先以左手連肩圓轉三十六次，如絞車一般，右手亦如之。此單轉轆轤法。

十二段錦第九圖

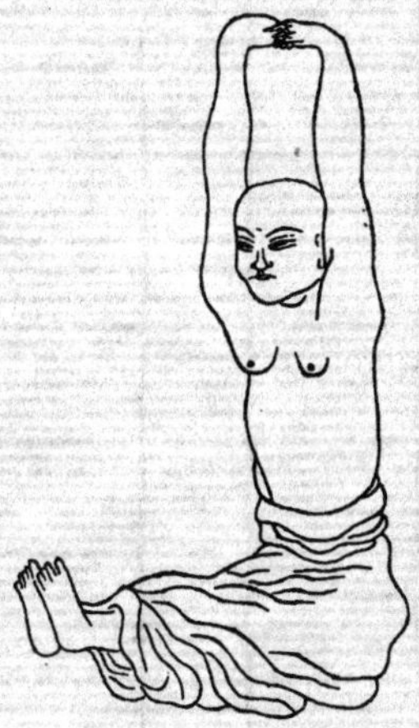

兩脚放舒伸，叉手雙虛托。

兩手指相叉，反掌向上，先安所叉之手於頭頂，作力上托，要如重石在手托上，腰身俱着力上聳。手托上一次，又放下，安手頭頂，又托上。共九次。

十二段錦第十圖

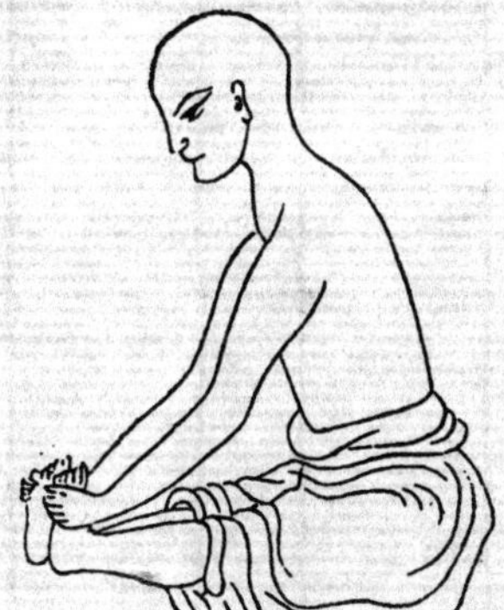

低頭攀足頻。

以兩手向所伸兩脚底作力扳之，頭低如禮拜狀，十二次。

仍收手握固，收足盤坐。

十二段錦第十一圖

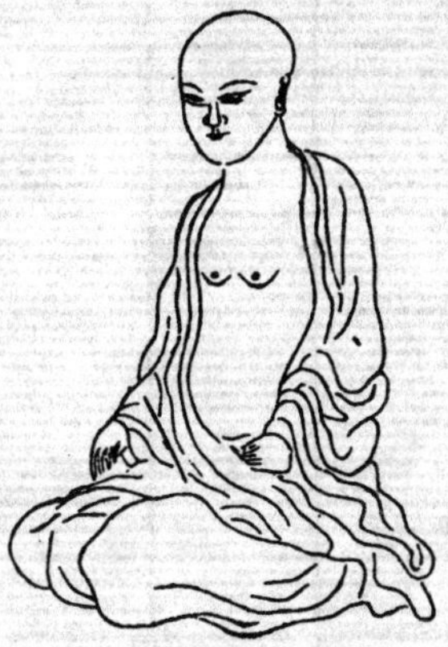

以候神水至，再漱再吞津，如此三度畢，神水九次吞，嚥下汩汩響，百脉自調匀。

再用舌攪口內，以候神水滿口，再鼓漱三十六。連前一度，此再二度，乃共三度畢。前一度作三次吞，此二度作六次吞，乃共九次吞。如前嚥下，要汩汩響聲。嚥津三度，百脉自週遍調匀。

十二段錦第十二圖

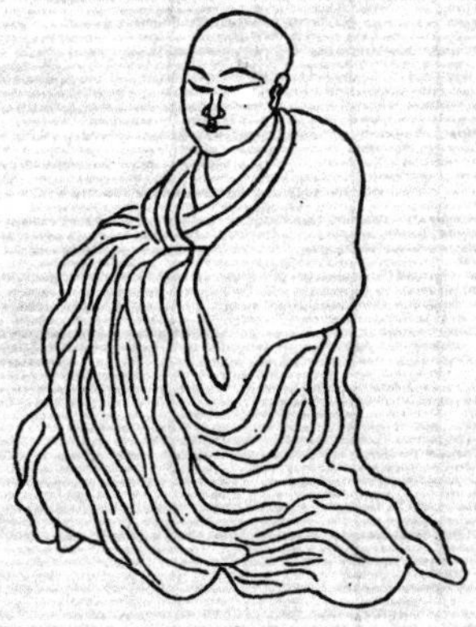

河車搬運畢，想發火燒身。

心想臍下丹田中似有熱氣如火，閉氣如忍大便狀，將熱氣運至穀道即大便處，升上腰間、背脊、後頸、腦後、頭頂止，又閉氣，從額上、兩太陽、耳根前、兩面頰，降至喉下、心窩、肚臍下丹田止。想似發火燒，一身皆熱。

十二段锦第十二图

十二段锦第十一图

练力编　防病养生

一六一

十二段锦第十图

十二段锦第九图

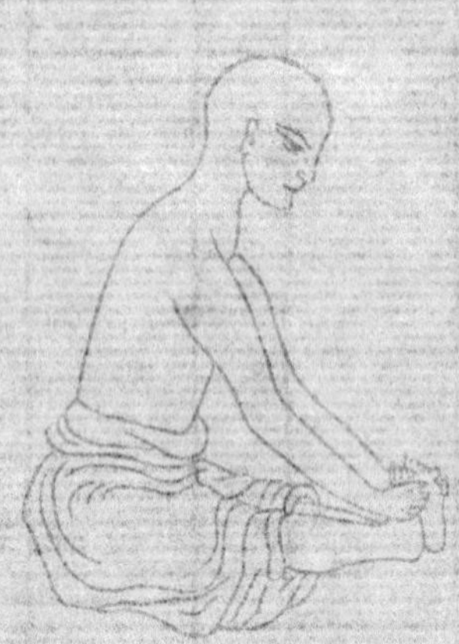

韋馱獻杵第一勢

立身期正直，環拱手當胸，
氣定神皆斂，心澄貌亦恭。

韋馱獻杵第二勢

足指挂地，兩手平開，
心平氣静，目瞪口呆。

第七編　形體養生

二七一

韋馱獻杵第三勢

掌托天門目上觀　足尖著地立身端
力周骸脇渾如植　咬緊牙關不放寬
舌可生津將腭抵　鼻能調息覺心安
兩拳緩緩收回處　用力還將挾重看

摘星換斗勢

隻手擎天掌覆頭　更從掌內注雙眸
鼻端吸氣頻調息　用力收回左右侔

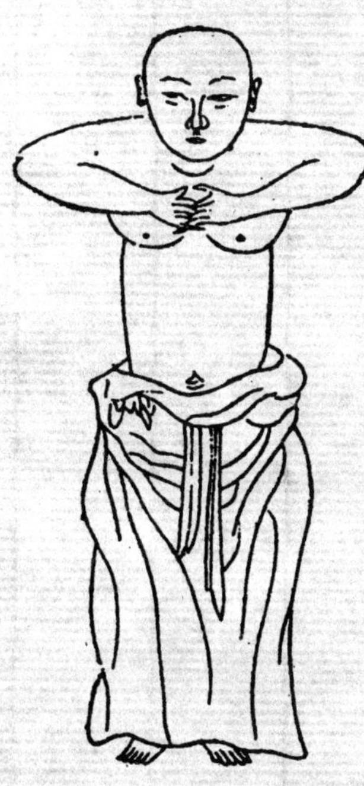

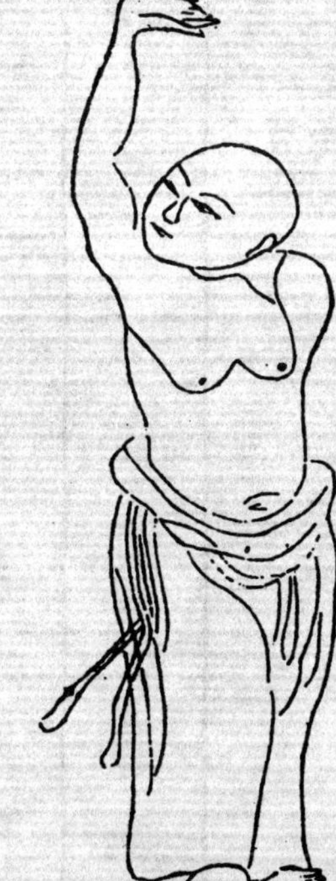

六
第六圖　洪寶齋書
第十一圖

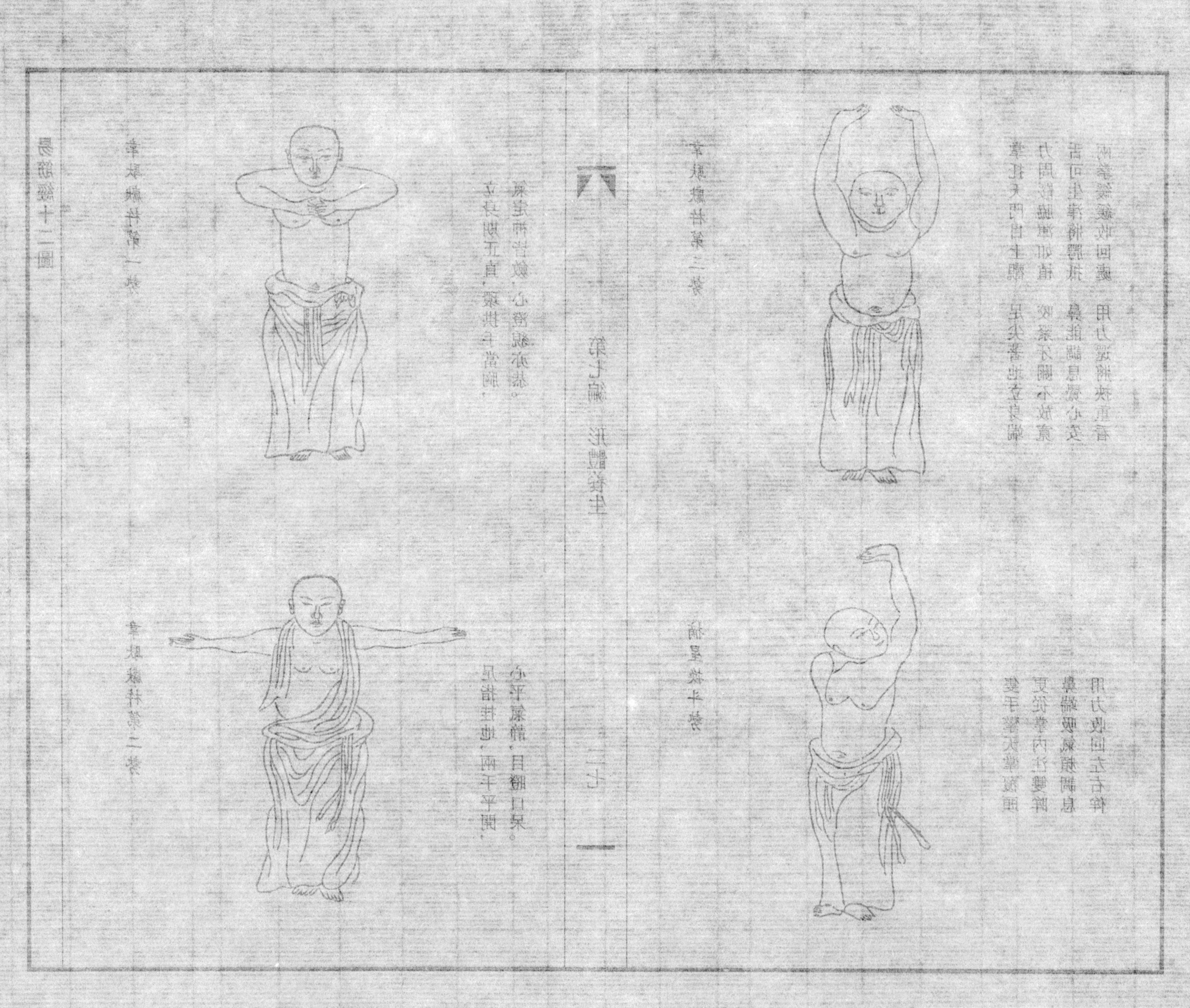

倒拽九牛尾勢

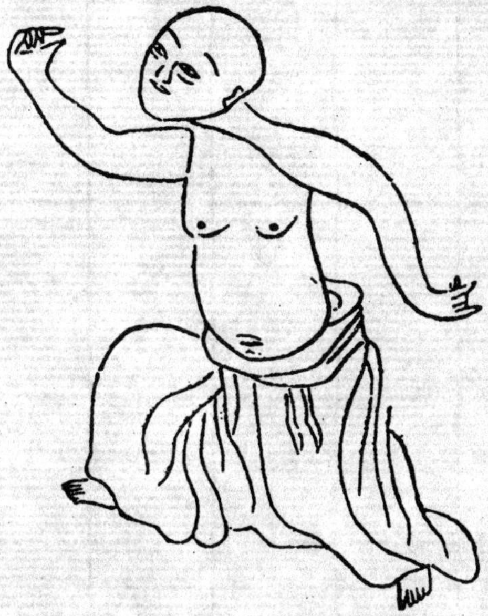

兩髎後伸前屈
小腹運氣空鬆
用力在於兩膀
觀拳須注雙瞳

出爪亮翅勢

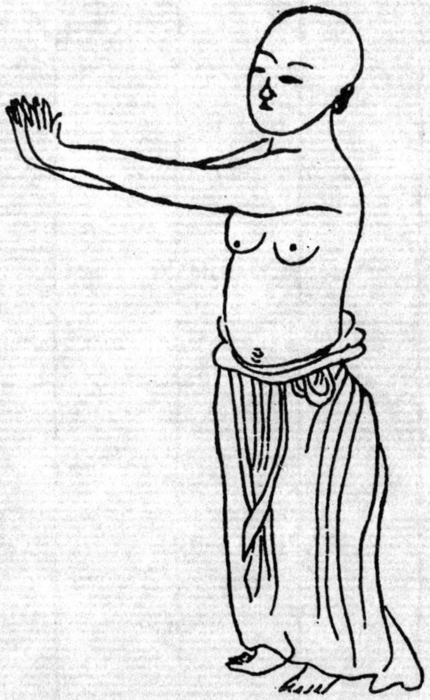

挺身兼怒目
推手向當前
用力收回處
功須七次全

九鬼拔馬刀勢

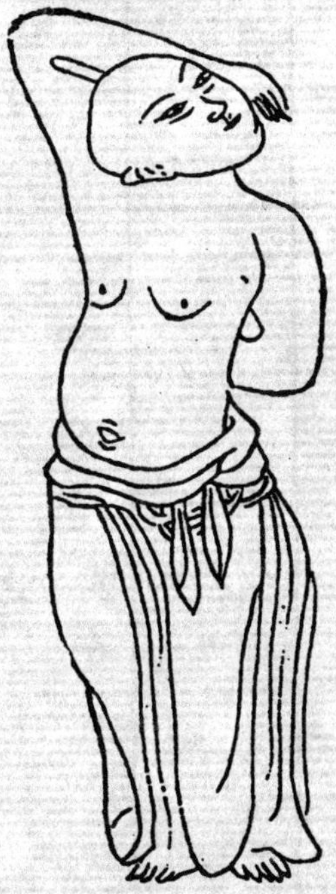

側首彎肱　抱頂及頸
自頭收回　弗嫌力猛
左右相輪　身直氣静

三盤落地勢

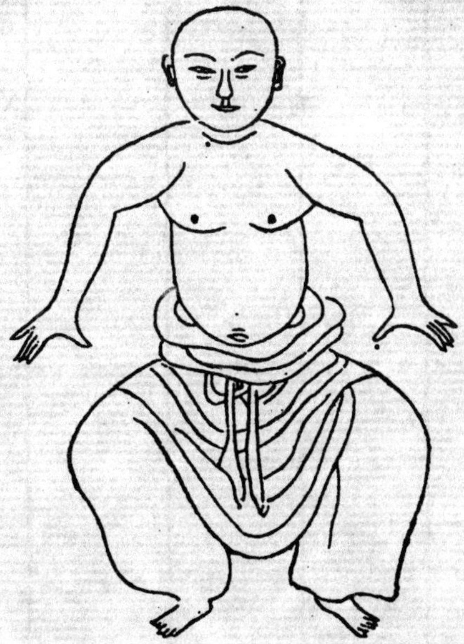

上腭堅撑舌　張眸意注牙
足開蹲似踞　手按猛如拏
兩掌翻齊起　千觔重有加
瞪睛兼閉口　起立足無斜

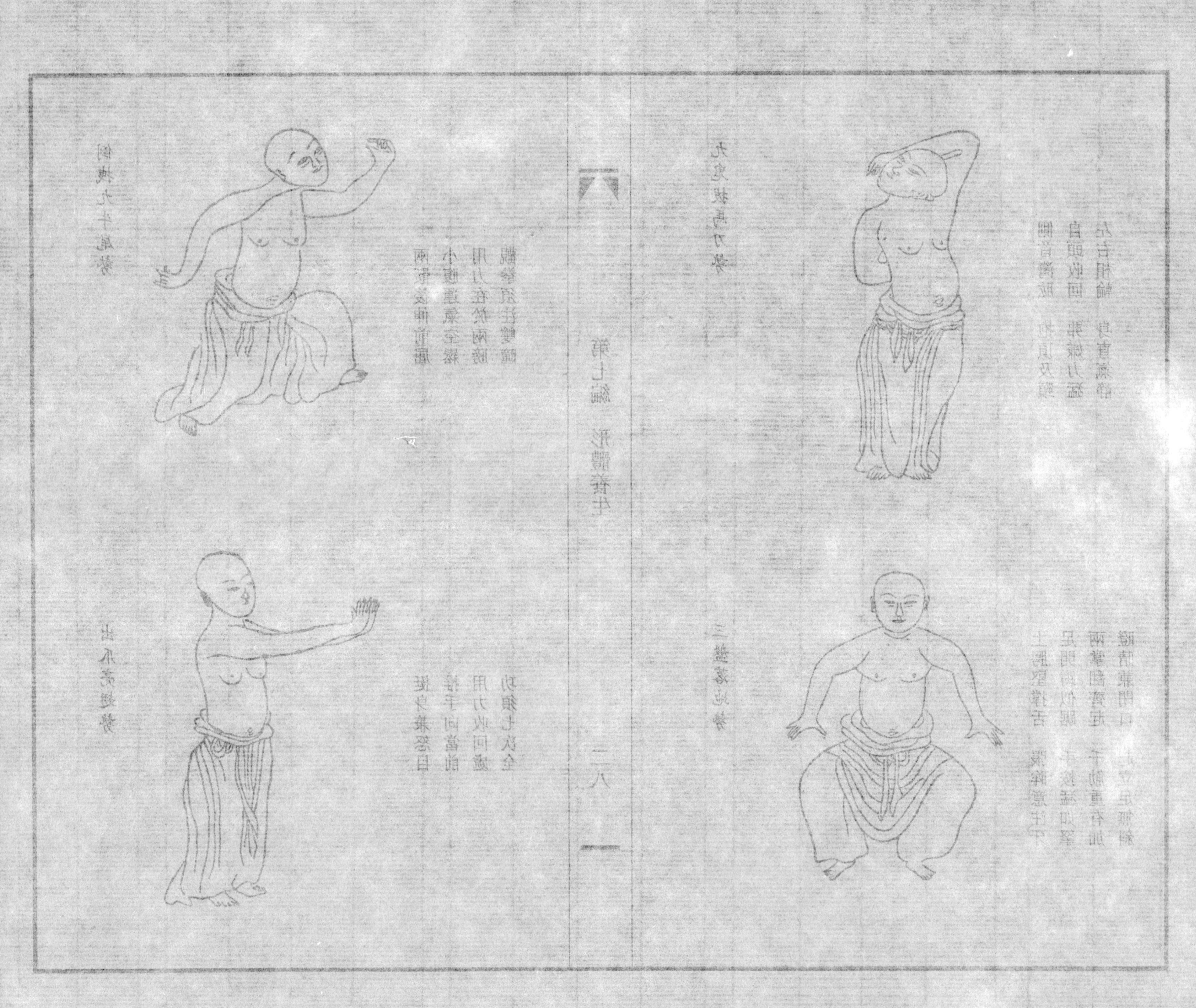

青龍探爪勢

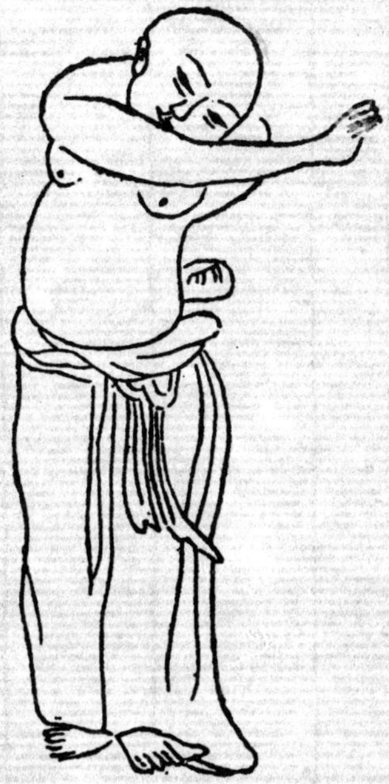

青龍探爪　左從右出
修士效之　掌平氣實
力周肩背　圍收過膝
兩目注平　息調心謐

打躬勢

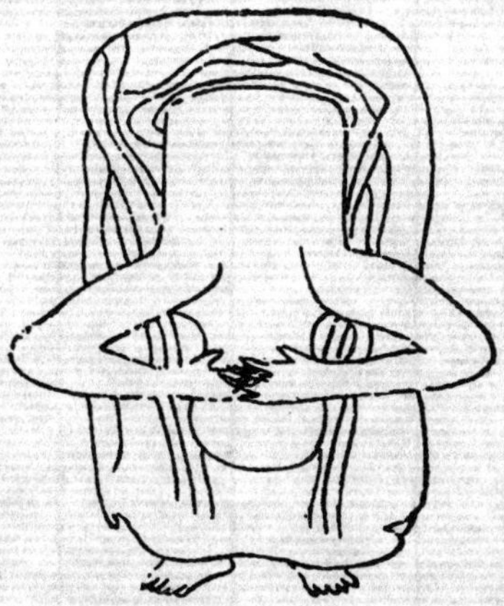

兩手齊持腦　垂腰至膝間
頭惟探胯下　口更齧牙關
掩耳聰教塞　調元氣自閑
舌尖還抵腭　力在肘雙彎

臥虎撲食勢

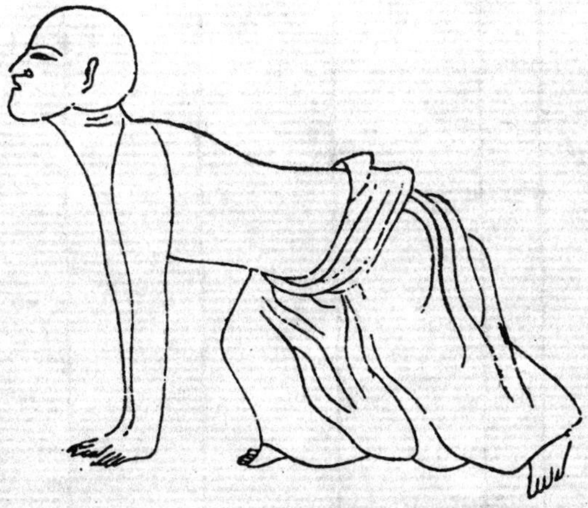

兩足分蹲身似傾　屈伸左右骸相更
昂頭胸作探前勢　偃背腰還似砥平
鼻息調元均出入　指尖著地賴支撐
降龍伏虎神仙事　學得真形也衛生

掉尾勢

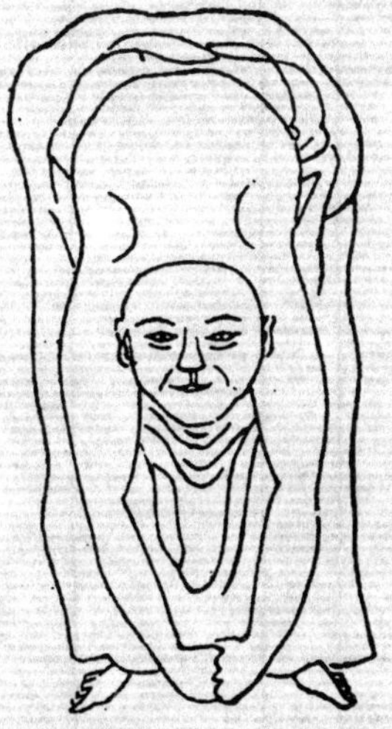

膝直膀伸　推手自地　瞪目昂頭
凝神壹志　起而頓足　二十一次
左右伸肱　以七爲誌　更作坐功
盤膝垂眦　口注於心　息調於鼻
定靜乃起　厥功維備　總考其法
圖成十二　誰實貽諸　五代之季
達摩西來　傳少林寺　有宋岳侯
更爲鑒識　却病延年　功無與類

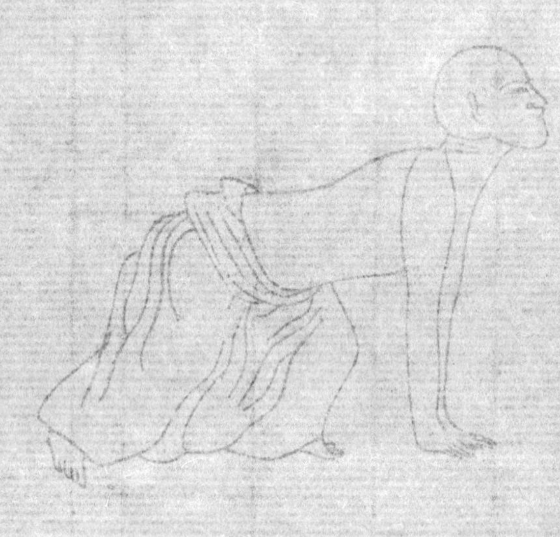

祛病九圖

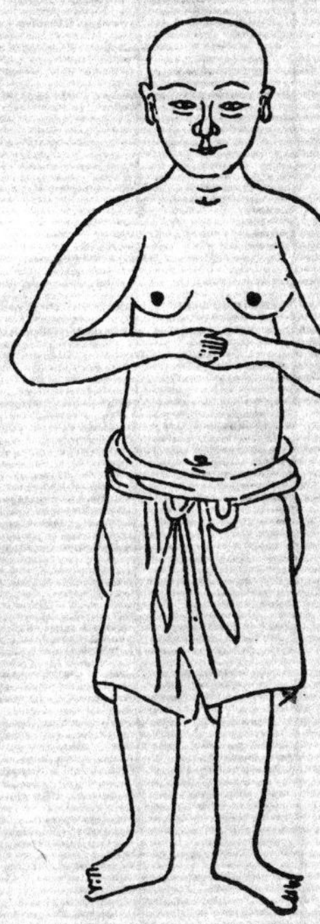

第一圖　以兩手中三指按心窩，由左順揉，團轉二十一次。

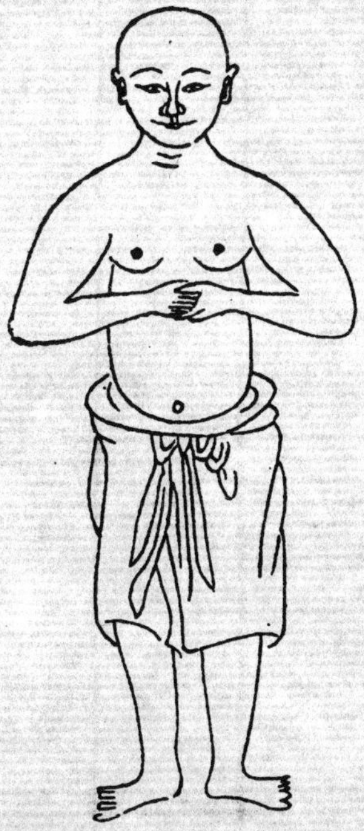

第二圖　以兩手中三指由心窩順揉而下，且揉且走，揉至臍下高骨爲度。

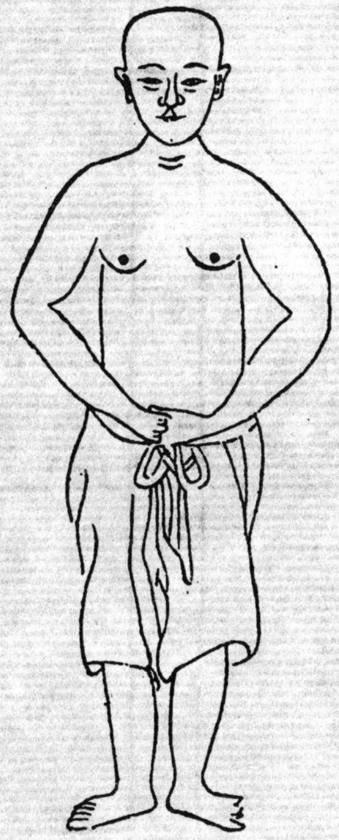

第三圖　以兩手中三指由高骨處向兩邊分揉而上，且揉且走，揉至心窩兩手交接爲度。

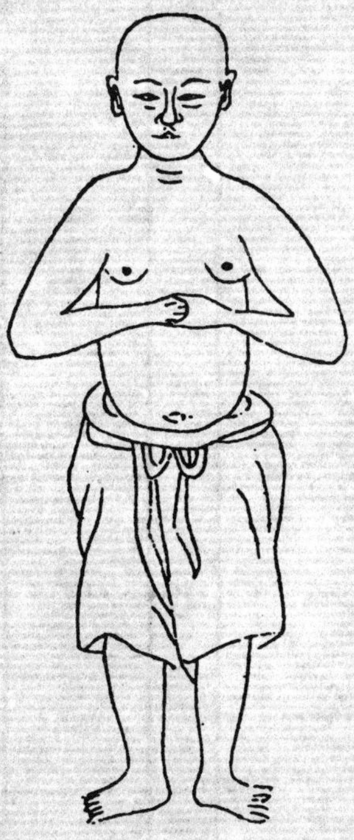

第四圖　以兩手中三指由心窩向下，直推至高骨二十一次。

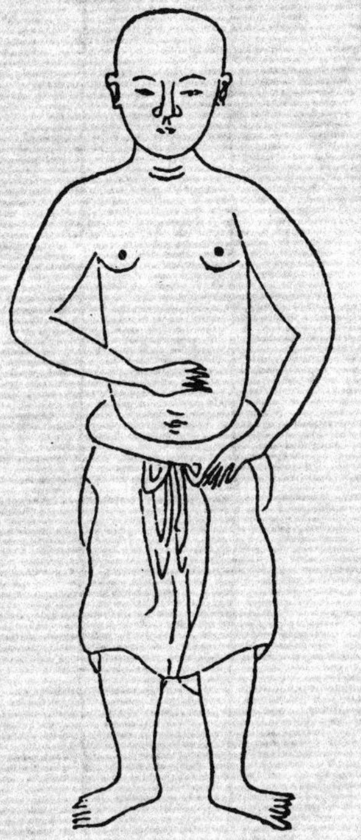

第五圖　以右手由左繞摩臍腹二十一次。

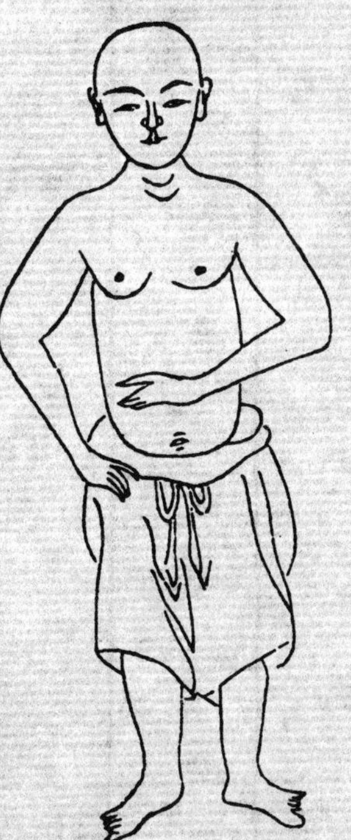

第六圖　以左手由右繞摩臍腹二十一次。

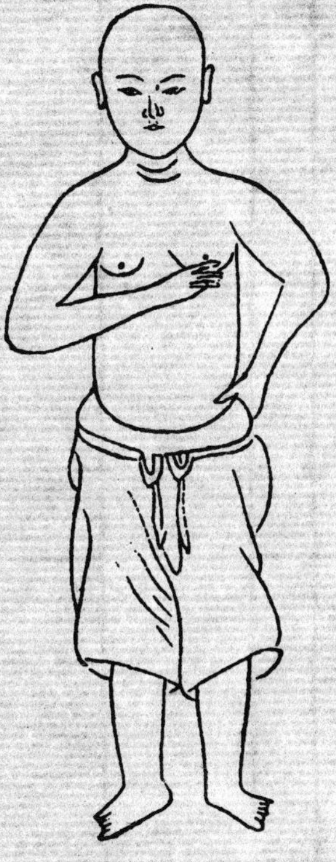

第七圖　以左手將左邊軟脇下腰腎處，大指向前，四指托後，輕捏定，用右手中三指自左乳下直推至腿夾二十一次。

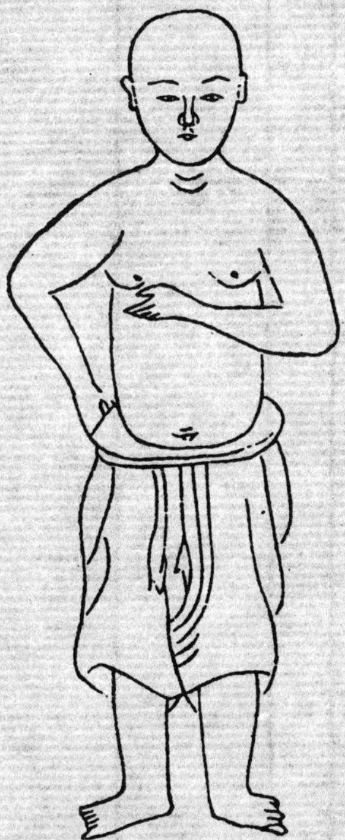

第八圖　以右手將右邊軟脇下腰腎處，大指向前，四指托後，輕捏定，用左手中三指自右乳下直推至腿夾二十一次。

第十編　沉疴養生
三〇一

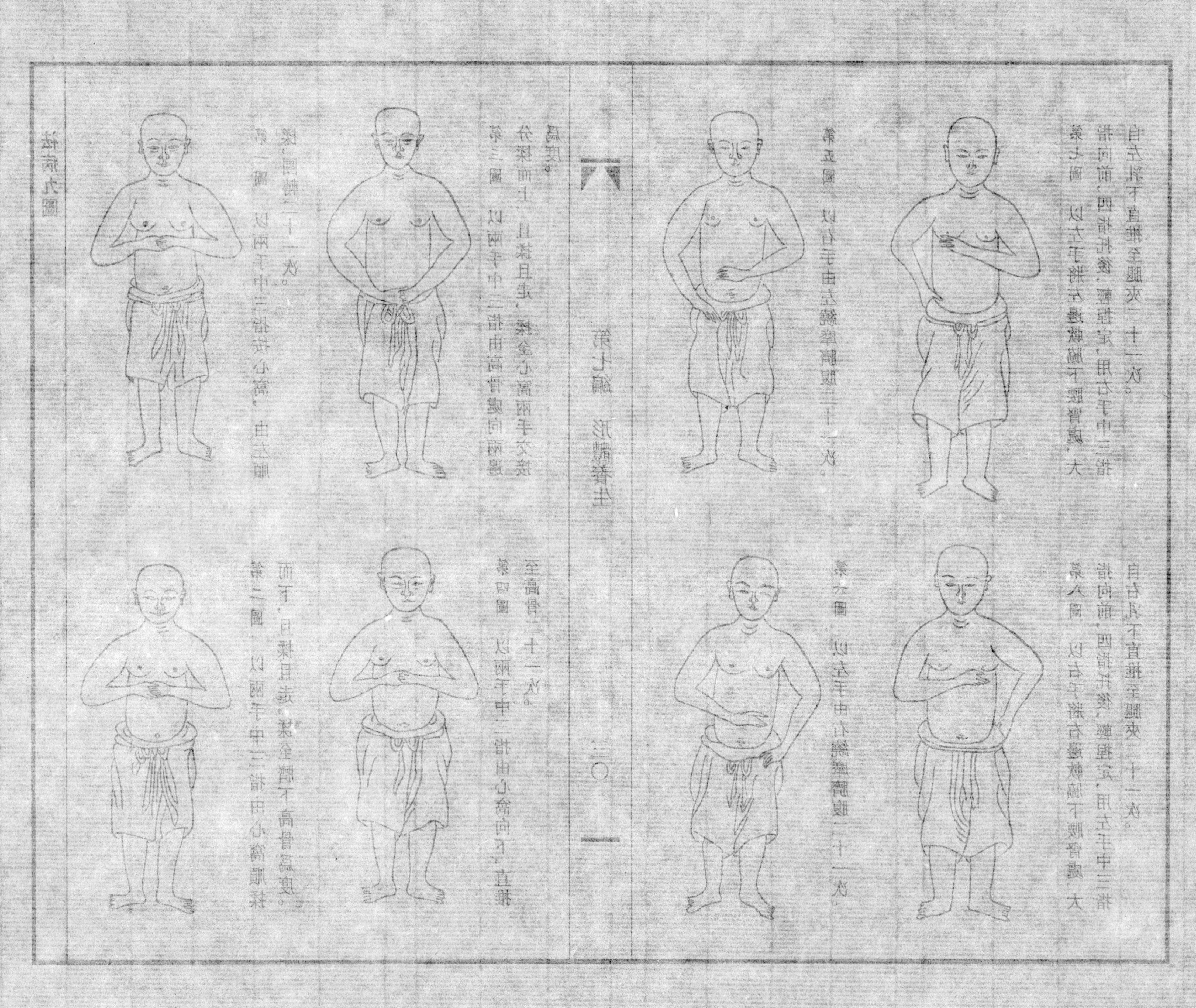

二　按摩

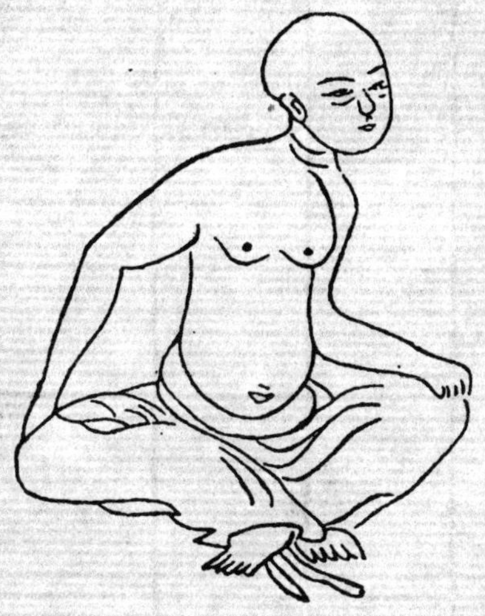

第九圖　揉摩畢，遂趺坐，以兩手大指押子紋，四指拳屈，分按兩膝上，兩足十指亦稍鉤曲，將胸自左轉前，由右歸後，搖轉二十一次。畢，又照前自右搖轉二十一次。前法如搖身向左，即將胸肩搖出左膝，前向即搖伏膝上，向右即搖出右膝，向後即弓腰後撤，總不以搖轉滿足爲妙，不可急搖，休使著力。

（《內功圖說》）

（一）按摩闡論

夫病者，有宜按摩者，有宜導引者。導引，則可以逐客邪於關節；按摩，則可以驅浮淫於肌肉。宜導引而不導引，則使人邪侵關節，固結難通；宜按摩而不按摩，則使人淫隨肌肉，久留不消。不當導引而導引，則使人真氣勞敗，邪氣妄行；不當按摩而按摩，則使人肌肉腹脹，筋骨舒張。大凡治療，要合其宜；內無客邪，勿導引；外無淫氣，勿按摩。

（《中藏經》）

可按，可摩，時兼而用，通謂之按摩。按之弗摩，摩之弗按。按止以手，摩或兼以藥。曰按曰摩，適所用也。《血氣形志論》曰：形數驚恐，經絡不通，病生於不仁，治之以按摩。此按摩之通謂也。《陰陽應象論》曰：其慓悍者，按而收之。《通評虛實論》曰：癰不知所，按之不應，乍來乍已，此接不兼於摩也。華佗曰：傷寒始得一日在皮膚，當摩膏火灸即愈。此摩不兼於按，必資之藥也。世之論按摩，不知析而治之，乃合導引而解之。夫不知析而治之，固已疏矣；又合以導引，益見其不思也。

大抵按摩法，每以開達抑遏爲義。開達則壅蔽者以之發散，抑遏則慓悍者有所歸宿。是故按一也，有施於病之相傳者，有施於痛而痛止者，有施於痛而無益者，有按之而痛甚者，有按之而快然者，概得陳之。風寒客於人，毫毛畢直，皮膚閉而爲熱，或痹不仁而腫痛，既傳於肝，脅痛出食，斯可按也。肝傳之脾，名曰脾風。發癉腹中熱，煩心出黃，斯可按也。脾傳之腎，名曰疝瘕。少腹冤熱而痛出白，一名爲蠱，斯可按也。前所謂施於病之相傳有如此者。寒氣客於脉外，則脉寒，寒則縮蜷，縮蜷則脉絡急，外引小絡，卒然爲痛；又與熱氣相薄，則脉滿而痛，脉滿而痛，不可按也。寒氣客於腸胃之間，膜原之下，血不得散，小絡急引。是痛也，按之則血氣散而痛止。迨夫客於俠脊之脉，其藏深矣，按不能及，故按之爲無益也。風雨傷人，自皮膚入於大經脉，血氣與邪，并客於分腠間，其脉堅大，若可按也，然按之則痛甚。寒濕中人，皮膚不收，肌肉堅緊，榮血泣，衛氣除，此爲處也。虛則聶辟氣乏，惟按之則氣足以温之，快然而不痛。前所謂按之痛止，按之無益，按之痛甚，按之快然，有如此者。夫可

第六篇　导引篇

二三一

《中藏经》

二、导引

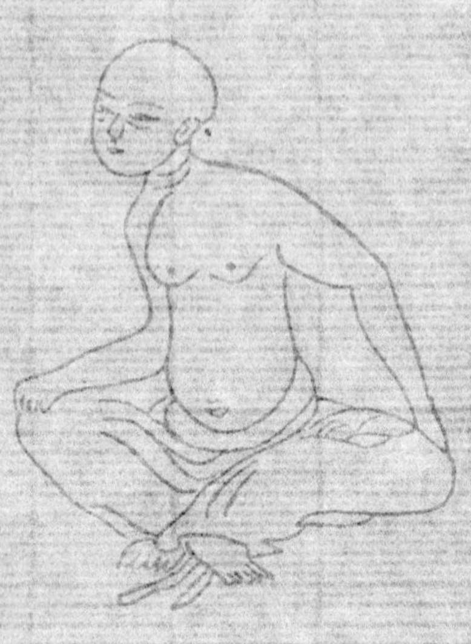

按、不可按若是，則摩之所施，亦可以理推矣。養生法：凡小有不安，必按摩挼捺，令百節通利，邪氣得泄。然則按摩有資於外，豈小補哉？

摩之别法，必與藥俱。蓋欲浹於肌膚，而其勢駃利。若療傷寒，以百膏摩體，手當千遍，藥力乃行。則摩之用藥，又不可不知也。

《聖濟總録》

（二）按摩諸法

頭部按摩法

天庭，是兩眉之間，眉之角也。（眉内角，兩頭骨凹處。）山源，是鼻下人中之本側，在鼻下小入谷中也。（鼻中隔之中内際，宛凹處。）華庭，在兩眉之下。（眉下虚骨凹處。）旦、中、暮，向其方平坐，臨目，嚥液三九，急以手陰按之三九。（以兩手中指，急按其處。急，謂痛按之，非急速之急也。）按而祝曰：開通天庭，使我長生，徹視萬里，魂魄返嬰，滅鬼却魔，來致千靈，上昇太上，與日合并，得補真人，列象玄名。此爲常人致靈徹視，杜過萬邪之道也。

《雲笈七籤》

常以兩手摩拭面上，令人面有光澤，斑皺不生。行之五年，色如少女。

卧起平氣正坐，先叉手掩項上，因仰面視上，使項與兩手争，爲之三四止，使人精和血通，風氣不入，能久之不病。訖，又屈動身體四極，反張側掣，宣摇百關，各爲之三。

卧起先以手巾若厚帛拭項中四面及耳後周匝，熱温温然也。順髮摩項良久，摩兩手以治面目，久久令人目明，邪氣不干。都畢，嚥液三十過，以導内液。又欲數按耳左右令無數，令耳不聾鼻不窒爾。

常以生氣時嚥液三七遍，閉目内視。訖，按體所痛處，每坐常閉目内視，存見五臟六腑，久行之，自得分明了了。常以手按兩目近鼻兩眦，閉氣爲之，氣通乃止，周而復始，常行之洞視千里。常以手按兩眉後小穴中三九過，又以手心及指摩兩目顴上，以手旋耳三十過，皆無數時節也。畢，以手逆乘額三九過，從眉中始，乃上行入髮際中。口傍嚥液無數也，常行之，令眼目清明，一年可夜書，亦可人中密爲之，勿語其狀，善矣。

《枕中記》

肢體按摩法

養生者，形要小勞，無至大疲。故水流則清，滯則污。養生之人，欲血脉常行，如水之流。坐不欲至倦，行不欲至勞，頻行不已，然宜稍緩，即是小勞之術也。故手足欲時其屈伸，兩臂欲左挽右挽如挽弓法，或兩手雙拓如拓石法，或雙拳築空，或手臂左右前後輕擺，或頭項左右顧，或腰胯左右轉，時俯時仰，或兩手相捉，細細捩如洗手法，或兩手掌相摩令熱，掩目摩面，事閑隨意爲之，各十數過而已。每日頻行，必身輕、目明、筋節血脉調暢，飲食易消，無所擁滯。體中小不佳，快爲之即解。舊導引方太煩，崇貴之人不易爲也。今此術不擇時節，亦無度數，乘閑便作，而見效且速。

夫人夜卧，欲自以手摩四肢胸腹十數過，名曰乾浴。卧欲側而曲膝，益氣力。常時濁唾

則吐，清津則嚥。常以舌拄上腭，聚清津而嚥之，潤五臟，悦肌膚，令人長壽不老。《黄庭經》曰：口爲玉池大和官，嗽嚥靈液灾不干。又曰：閉口屈舌食胎津，使我遂煉獲飛仙。頻叩齒令齒牢，又辟惡。夫人春時暑月欲得晚眠早起，秋欲早眠早起，冬欲早眠晏起。早不宜在鷄鳴前，晚不宜在日出後。熱時欲舒暢，寒月欲收密，此合四氣之宜，保身益壽之道也。

（《保生要録》）

日用按摩法

夜半後生氣時，或五更睡覺，或無事閑坐，腹空時，寬衣解帶，先微微呵出腹中濁氣，一九止，或五六止，定心閉目，叩齒三十六通，以集身神，然後以大拇指背拭目，大小九過，使無翳障，明目，去風，亦補腎氣。兼按鼻左右七過。令表裏俱熱。所謂灌溉中嶽以潤肺。次以兩手摩令極熱，閉口鼻氣，然後摩面，不以遍數，連髮際，面有光。又摩耳根、耳輪，不拘遍數，所謂修其城郭，以補腎氣，以防聾聵。名真人起居之法。次以舌拄上腭，漱口中内外，津液滿口，作三嚥下之，如此三度九嚥。《黄庭經》曰漱嚥靈液體不乾是也。便兀然放身，心同太虛，身若委衣，萬慮俱遣。久久行之，氣血調暢，自然延壽也。

又兩足心涌泉二穴，能以一手舉足，一手磨擦之百二十數，疏風去濕，健脚力。歐陽文忠公用此，大有驗。

（《三元延壽参贊書》）

自我按摩法

日三過，一月後百病並除，行及奔馬，此是神仙上法。

一、兩手相捉，紐捩如洗手法。
一、兩手淺相叉，翻復向胸。
一、兩手相捉共按髀，左右同。
一、兩手相重按髀，徐徐捩身。
一、如挽五石力弓，左右同。
一、作拳向前築，左右同。
一、如拓石法，左右同。
一、以拳頓，此開胸，左右同。
一、兩手抱頭，宛轉髀上，此是抽脅法。
一、兩手據地，縮身曲脊，向上三舉。
一、大坐斜身，偏欹如排山，左右同。
一、以手槌背上，左右同。
一、大坐伸脚，三用當。此名虎視法。左右同。
一、立地，兩手着地，反拗三舉。
一、兩手急相叉，以脚踏手中，左右同。

一、起立，以脚前後踏，左右同。

一、大坐伸脚，用當相交，手勾所伸脚着膝上，以手按之，左右同。

凡一十八勢，但老人日若能依此法三遍者，如常補益，延年續命，百病皆除，能食，眼明輕健，不復疲乏。

老子按摩法

兩手捺脞，左右捩身，各二十遍。

兩手捺脞，左右紐肩，亦二十遍。

兩手抱頭，左右紐身，二十遍。

左右跳頭，二過。

一手抱頭，一手托膝，三折，左右同。

兩手拓頭，三舉之。

一手拓膝，一手拓頭，從下至上，三過，左右同。

兩手攀頭，下向三頓之。

兩手相捉頭上過，左右亦三遍。

兩手相叉，拓心前却挽，亦三過，左右亦三遍。

兩手相反拓着心，亦三遍。

曲腕策肋肘，左右亦三過。

反手着膝上挽肘，覆手着膝上挽肘，左右各三遍。

舒手挽項，左右三過。

左右手拔前後，各三過。

手摸肩從上至下，使三過，左右亦爾。

兩手空拳，築三過。

外振手三遍，內振手三遍，覆振手亦三過，却搖手亦三過。

摩紐指三過。

兩手反搖三過。

兩手上聳亦三過。

兩手下頓亦三過。

兩手相叉反頭上，反覆各七遍。

兩手反叉，上下扭肘無數。單用十手也。

兩手相叉頭上過，左右伸肋十遍。

兩手拳反背上，掘脊上下，亦三過。掘者，揩也。

兩手反捉，上下直脊三遍。

覆手振，仰手振，各三。

覆掌曲肘搦腕，內外振，各三遍。

覆掌前後聳三過。

覆掌兩手相交橫三遍。

覆手橫直聳三遍。若有手患冷者，聳上打至下，得熱便休。

舒左脚，右手承之。

左手捺脚，聳上至下，直脚三遍，左手捺脚亦爾。

前却抑足三遍。

右捩左捩足三遍，前捩却捩三遍，直脚三遍。

扭脞三遍。

内外振脚三遍。若有脚冷者，打熱便休。

扭脞以意多少，頓肚三遍。

前直肚三遍，却直肚亦三遍。

虎據，左右扭肩三遍。

推天拓天，左右各三度。

左右排山、負山、拔樹，各三度。

舒兩手直，并頓申手三遍。

舒兩手，舒兩膝，亦三過。

舒兩脚直，反搖頭頓申，左右扭腰三遍。

拔内脊外脊各三過。

（《太清道林攝生論》）

三 武术

太極拳論

一舉動，周身俱要輕靈，尤須貫力，氣宜鼓盪，神宜内斂，毋使有凸凹處，毋使有斷續處。其根在脚發于腿。主宰於腰，形於手指，由脚而腿而腰，總須完整一氣。向前退後，乃得機得勢。有不得機得勢處，身便散亂。其病必於腰腿求之，上下前後左右皆然。凡此皆是意，不在外面，有上即有下，有前即有後，有左即有右。如意要向上，即寓下意。若將物掀起而加以挫之之力，斯其根自斷，乃壞之速而無疑。虛實宜分清楚，一處自有一處虛實，處處總此一虛實。周身節節貫串，無令絲毫間斷耳。長拳者，如長江大海，滔滔不絶也。十三勢者，掤攌擠按採挒肘靠，此八卦也。進步退步，右顧左盼中定，此五行也。掤攌擠按，即坎離震兑四正方也。採挒肘靠，即乾坤艮巽四斜角也。進退顧盼定，即金木水火土也。

太極行功説

太極行功，功在調和陰陽，交合神氣，打坐即爲第一步下手功夫。行功之先，猶應治臟，使内臟清虛，不着渣滓，則神斂氣聚，其息自調。進而吐納，使陰陽交感，渾然成爲太極之象。然後再行運各處功夫，冥心兀坐，息思慮，絶情慾，保守真元，此心功也。盤膝曲股，足跟

緊抵命門，以固精氣，此身功也。兩手緊掩耳門，疊指背彈耳根骨，以祛風池邪氣，此首功也。兩手擦面待其熱，更用唾味偏摩之，以治外侵，此面功也。兩手按耳輪，一上一下摩擦之，以清其火，此耳功也。緊合其睫，睛珠內轉，左右互行，以明神室，此目功也。大張其口，以舌攪口，以手鳴天鼓，以治其熱，此口功也。舌抵上顎，津液自生，鼓漱嚥之，以潤其內，此舌功也。叩齒卅六，閉緊齒關，可集元神，此齒功也。兩手大指，擦熱揩鼻，左右卅六，以鎮其中，此鼻功也。既得此行功奧竅，還須正心誠意，冥心絶慾，從頭做去，始能逐步昇登，證悟大道。長生不老之基，即胎於此。若才得太極拳法，不知行功之奧妙，挈置不顧，此無異煉丹不採藥，採藥不煉丹，莫道不能登長生大道。即外面功夫，亦決不能成就，必須功拳並練。蓋功屬柔而拳屬剛，拳屬動而功屬靜，剛柔互濟，動靜相因，始成爲太極之象，相輔而行，方足致用。此練太極拳者，所以必先知行功之妙用。行功者，所以必先明太極之妙道也。

太極行功歌

兩氣未分時，渾然一無極。陰陽位即定，始有太極出。人身要虛靈，行功主呼吸。
呵噓呼呬吹，加嘻數成六。六字意如何，治臟不二訣。治肝宜用噓，噓時睜其目。
治肺宜用呬，呬時手雙托。心呵頂上叉，腎吹抱膝骨。脾病一再呼，呼時把口嘬。
仰卧時時嘻，三焦熱退鬱。持此行內功，陰陽調胎息。大道在正心，誠意長自樂。
即此是長生，胸有不死藥。

太極拳歌

十三總勢莫輕視，命意源頭在腰隙。變轉虛實須留意，氣遍身軀不少滯。
靜中觸動動猶靜，因敵變化示神奇。勢勢揆心須用意，得來不覺費工夫。
刻刻留心在腰間，腹內鬆淨氣騰然。尾閭中正神貫頂，滿身輕利頂頭懸。
仔細留心向推求，屈伸開合聽自由。人門引路須口授，工夫無息法自休。
若言體用何爲準，意氣君來骨肉臣。想推用意終何在，益壽延年不老春。
歌兮歌兮百冊字，字字真切義無遺。若不向此推求去，枉費工夫貽嘆息。
掤攦擠按須認真，上下相隨人難進。任他巨力來打我，牽動四兩撥千斤。
引進落空合即出，粘連黏隨不丟頂。

太極拳七十二路圖勢

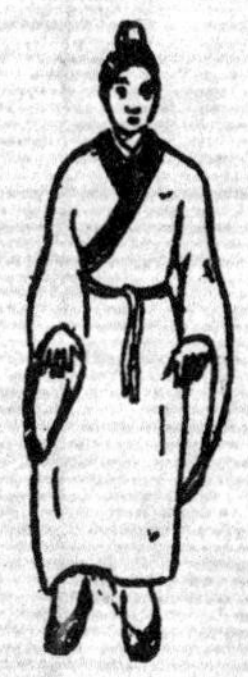
一 太極起式

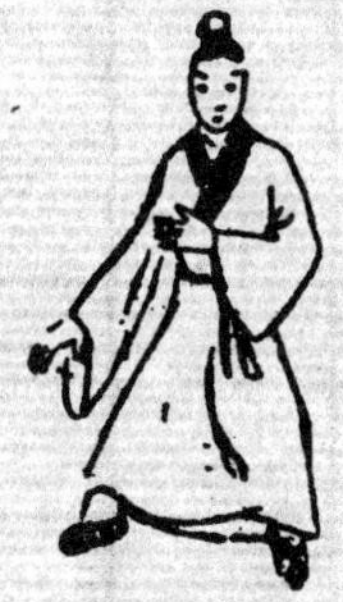
二 攬雀尾

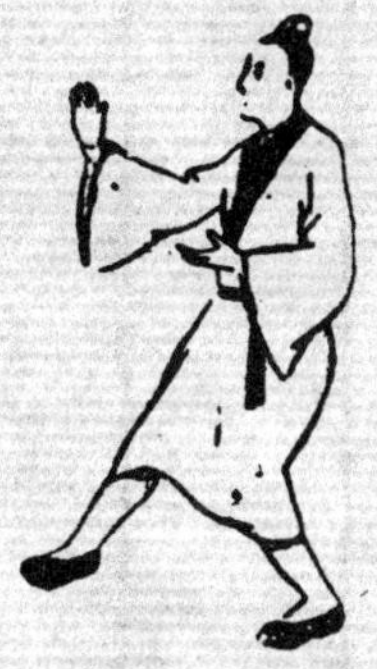
三 攬雀尾

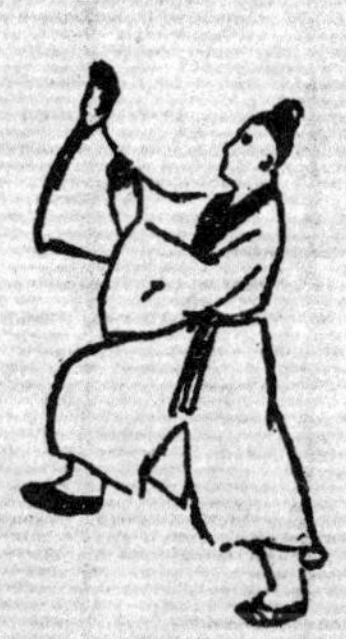
四 攬雀尾

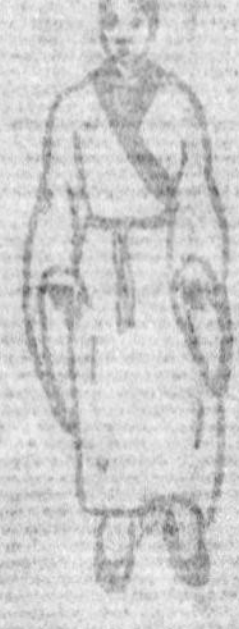

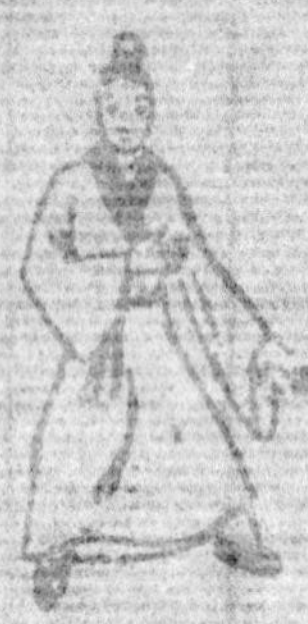

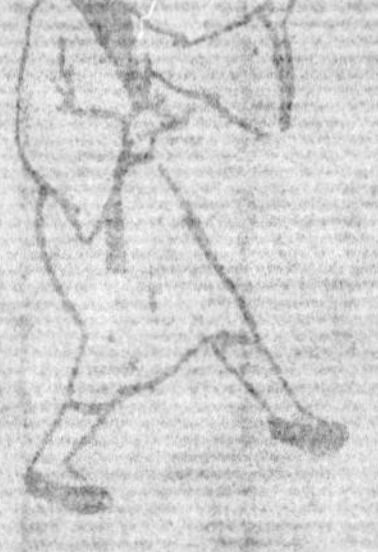

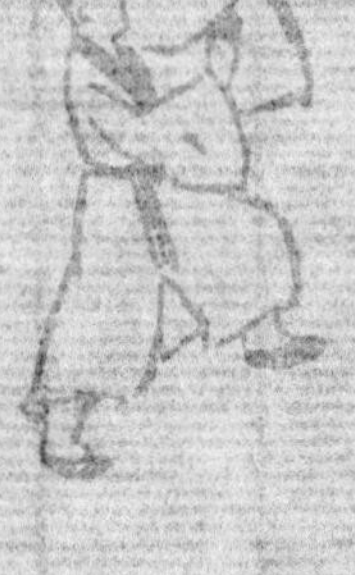

五　攬雀尾

六　單鞭

七　提手

八　白鶴亮翅

九　摟膝拗步

一〇　手揮琵

一一　左右摟膝拗步

一二　左右摟膝拗步

一三　手揮琵琶

一四　進步搬攔捶

一五　進步搬攔捶

一六　如封似閉

一七　十字手

一八　抱虎歸山

一九　肘底看錘

二〇　左右倒輦猴

二一　左右倒輦猴

二二　斜飛式

二三　提手

二四　白鶴亮翅

二五　摟膝拗步

二六　海底針

二七　扇通臂

二八　撇身錘

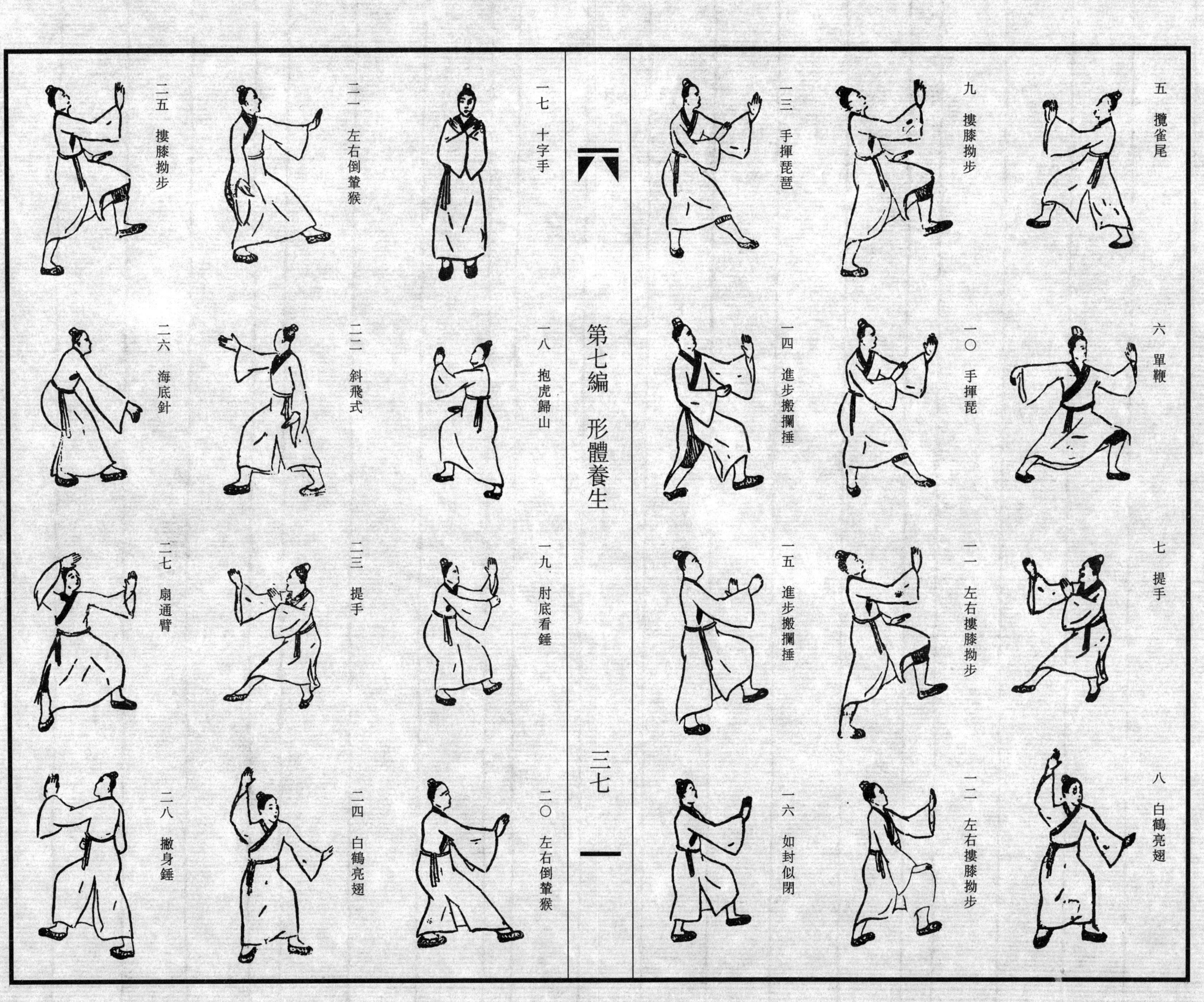

二九　上步搬攔錘

三〇　上步搬攔錘

三一　攬雀尾

三二　攬雀尾

三三　攬雀尾

三四　單鞭

三五　左右耘手

三六　左右耘手

三七　單鞭

三八　高探馬

三九　左右分脚

四〇　左右分脚

四一　轉身蹬脚

四二　左右摟膝拗步

四三　進步栽錘

四四　翻身白蛇吐信

四五　上步搬攔錘

四六　蹬脚

四七　左右披身伏虎

四八　左右披身伏虎

四九　回身蹬脚

五〇　雙風貫耳

五一　左蹬脚

五二　轉身蹬脚

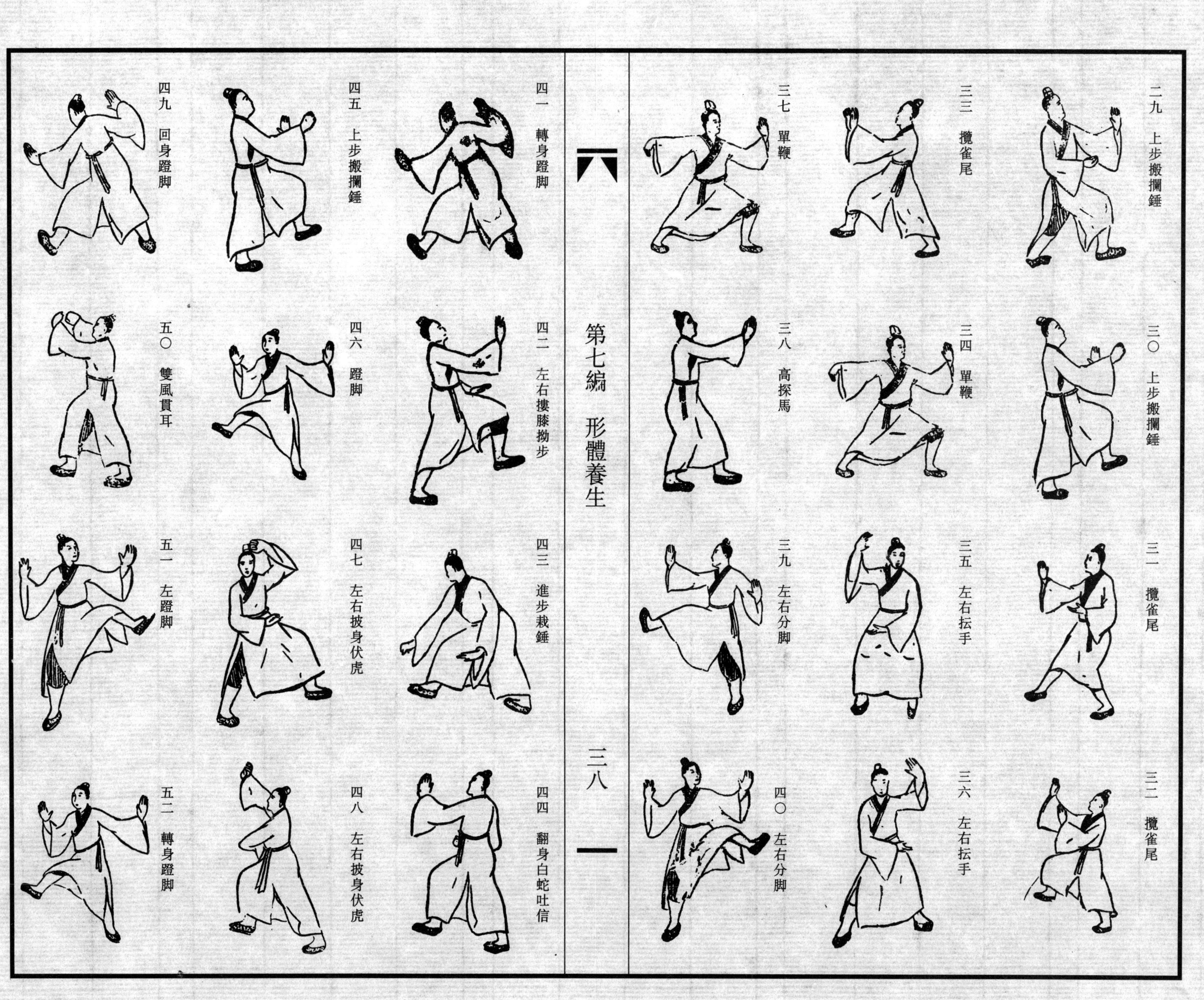

五三　上步搬攔錘

五四　上步搬攔錘

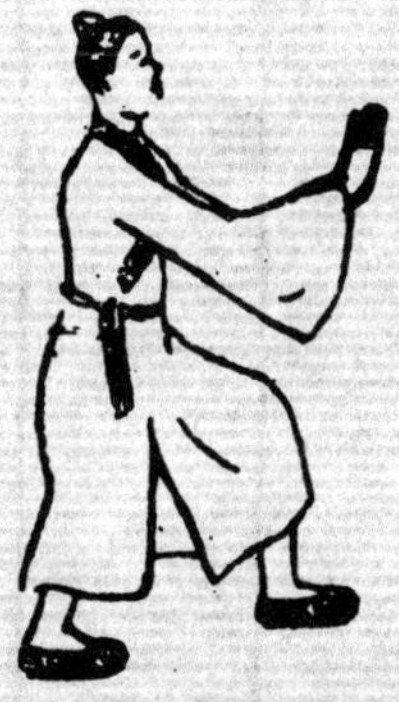
五五　如封似鎖

五六　十字手

五七　抱虎歸山

五八　斜單鞭

五九　左右野馬分鬃

六〇　左右野馬分鬃

六一　上步攬雀尾

六二　上步攬雀尾

六三　上步攬雀尾

六四　上步攬雀尾

六五　單鞭

六六　玉女穿梭

六七　玉女穿梭

六八　上步攬雀尾

六九　上步攬雀尾

七〇　單鞭

七一　抎手

七二　抎手

七三　單鞭下勢

七四　金雞獨立

七五　金雞獨立

七六　倒輦猴

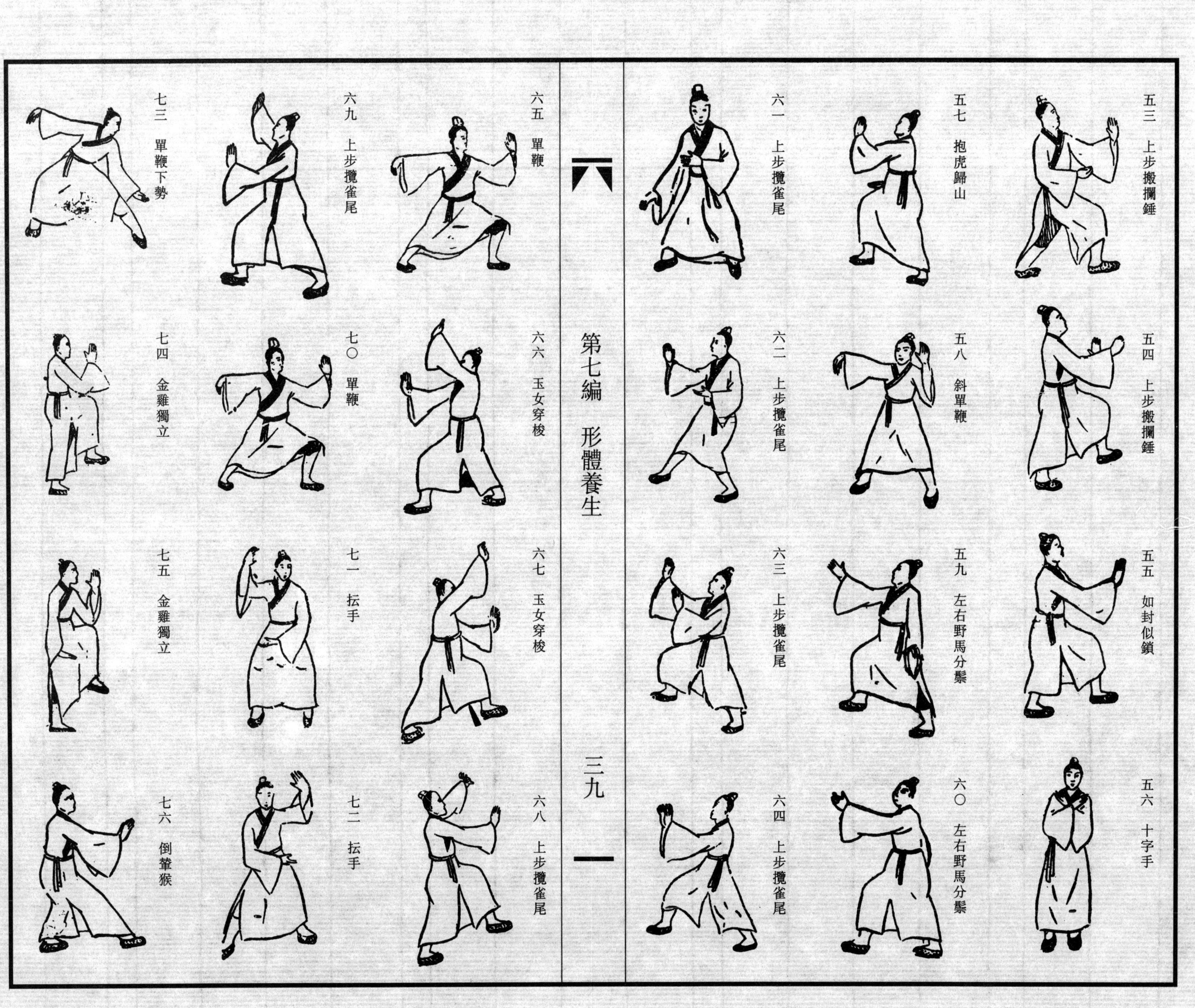

第九編　形體養生

七七　倒輦猴

七八　斜飛式

七九　提手

八〇　白鶴亮翅

八一　摟膝拗步

八二　海底針

八三　扇通臂

八四　撇身錘

八五　上步搬攔錘

八六　上步搬攔錘

八七　攔雀尾單鞭

八八　攔雀尾單鞭

八九　攔雀尾單鞭

九〇　攔雀尾單鞭

九一　抎手

九二　抎手

九三　單鞭

九四　高探馬

九五　十字腿

九六　摟膝指膪錘

九七　上勢攬雀尾

九八　上勢攬雀尾

九九　上勢攬雀尾

一〇〇　上勢攬雀尾

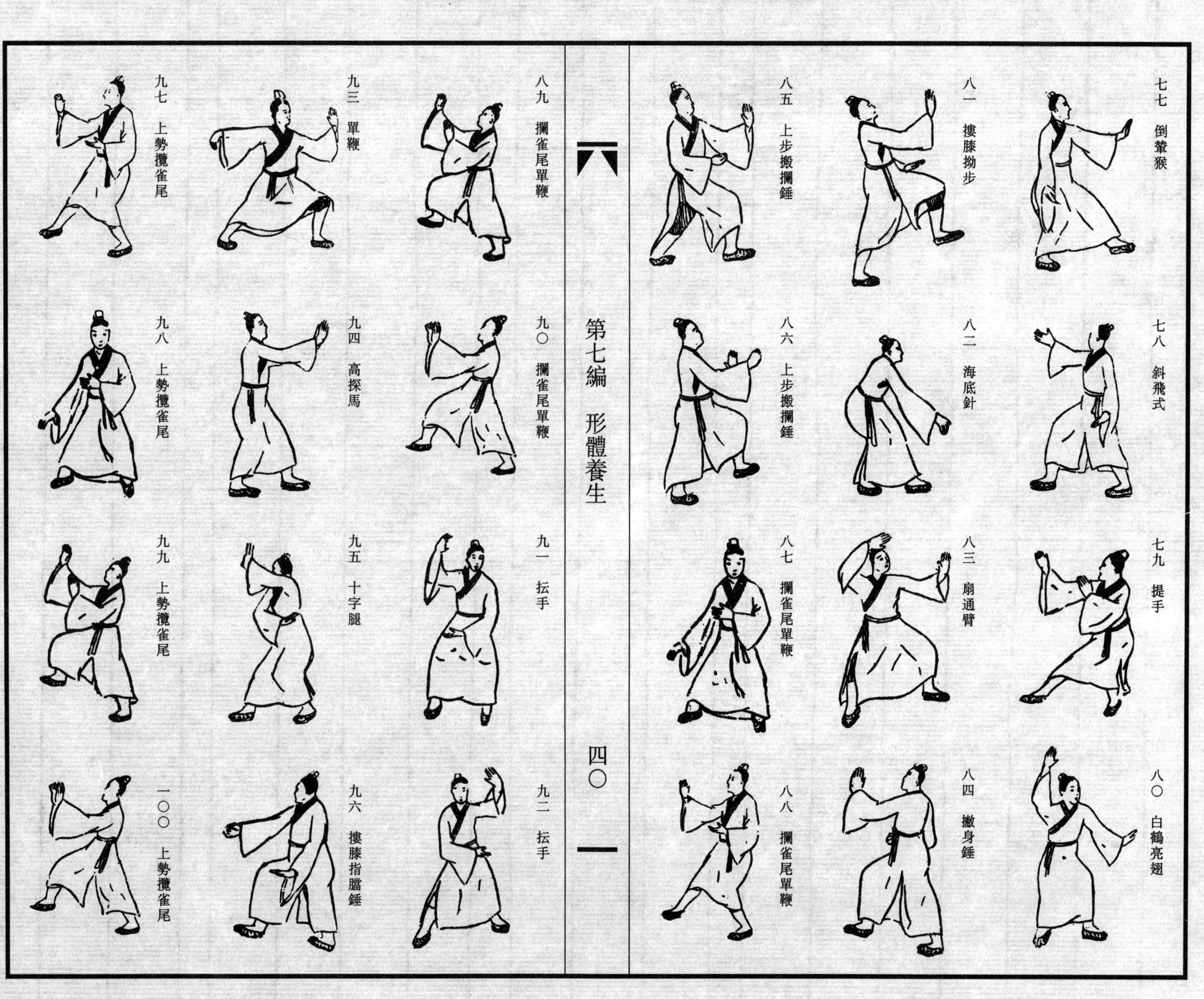

一〇一　單鞭下勢

一〇二　上步七星

一〇三　退步跨虎

一〇四　轉脚擺蓮

一〇五　彎弓射虎

一〇六　上步搬攔錘

一〇七　上步搬攔錘

一〇八　如封似鎖

一〇九　十字手

一一〇　合太極

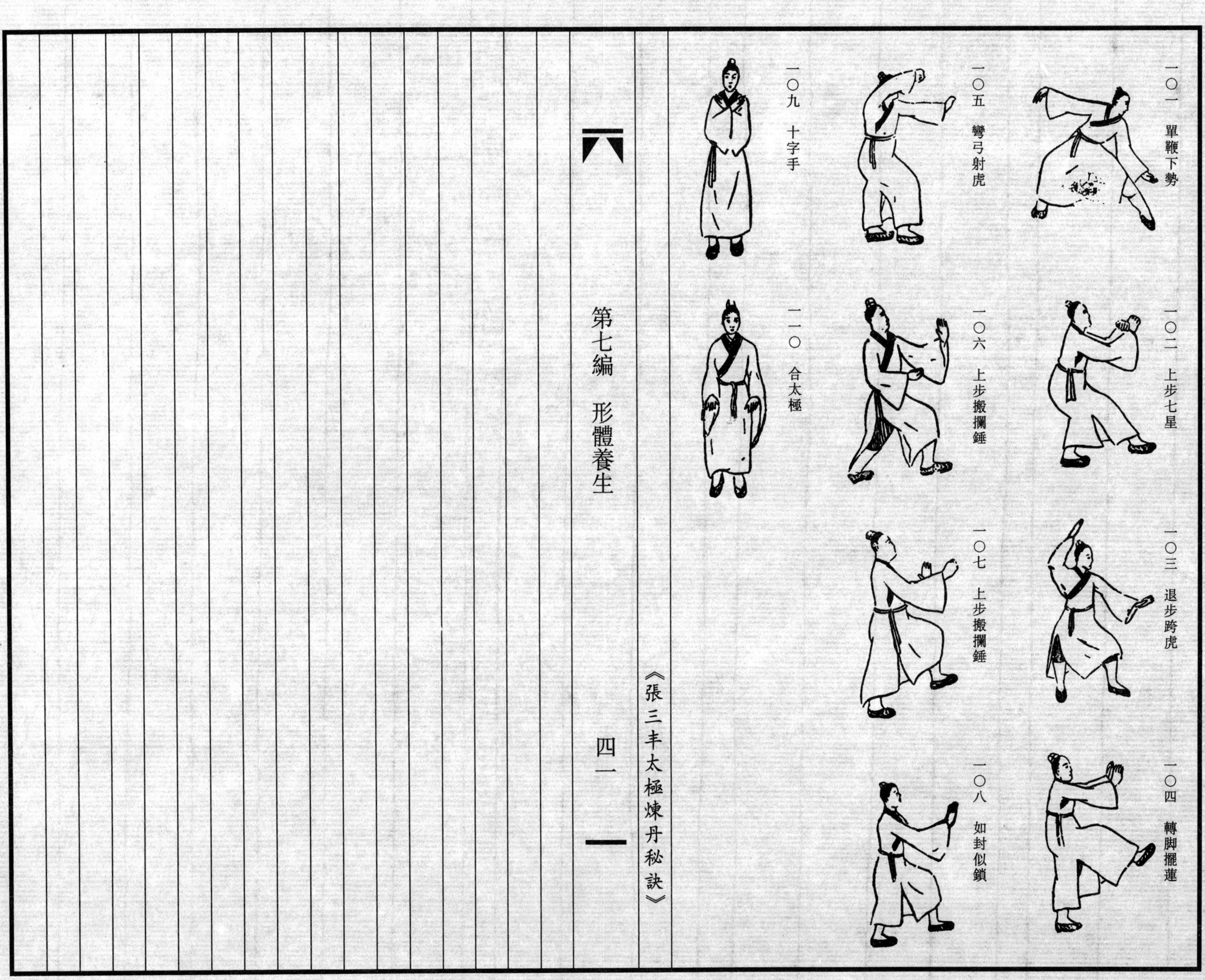

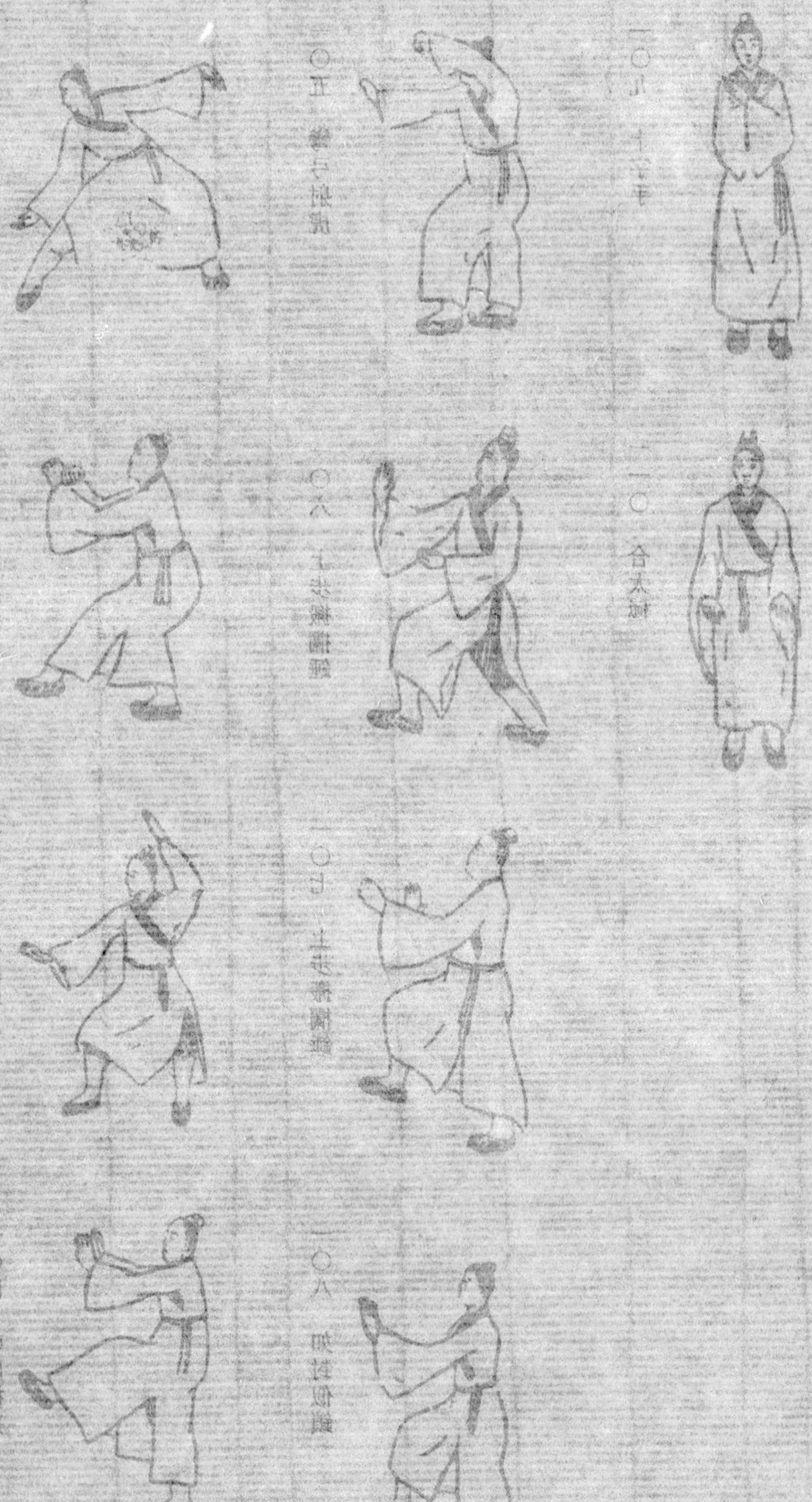
一〇九　十字手
一一〇　合太極